华佗医药传承与创新

两百年中医世家临床略述
保和堂两百年岁月积淀

亳州历史文化丛书

编著 ◎ 张超伟

全国百佳图书出版单位
中国中医药出版社
·北京·

图书在版编目（CIP）数据

华佗医药传承与创新 / 张超伟编著 .—北京：中国中医药出版社，2022.9
ISBN 978 - 7 - 5132 - 7567 - 5

Ⅰ .①华… Ⅱ .①张… Ⅲ .①中国医药学—东汉时代 Ⅳ .① R2–52

中国版本图书馆 CIP 数据核字（2022）第 068059 号

中国中医药出版社出版

北京经济技术开发区科创十三街 31 号院二区 8 号楼
邮政编码 100176
传真 010–64405721
三河市同力彩印有限公司印刷
各地新华书店经销

开本 710×1000 1/16 印张 13 字数 204 千字
2022 年 9 月第 1 版 2022 年 9 月第 1 次印刷
书号 ISBN 978 - 7 - 5132 - 7567 - 5

定价 65.00 元
网址 www.cptcm.com

服 务 热 线 010–64405510
购 书 热 线 010–89535836
维 权 打 假 010–64405753

微信服务号 zgzyycbs
微商城网址 https://kdt.im/LIdUGr
官 方 微 博 http://e.weibo.com/cptcm
天猫旗舰店网址 https://zgzyycbs.tmall.com

如有印装质量问题请与本社出版部联系（010–64405510）

　　张超伟，男，1963 年出生于神医华佗之故乡安徽亳州。中医著名堂号保和堂第 9 代传人，亳州学院中医药研究所所长。幼承家学，在祖爷张济安、父亲张云龙指导下，长期致力于华佗医学、药学的临床研究工作。曾师承著名中医新安医学传人吴锦洪、中西医结合开拓者朱希亨、孟河学派传人袁祖华、施今墨亲传弟子罗舒庭、胶东名医柳少逸、当代神农传人王德群诸先生。在临床的同时，还执教于亳州职业技术学院药学院、亳州学院药学院。在长期临床工作中，以《内经》为骨，《伤寒》为筋，《千金》为肉，《神农本草经》、华佗学术和金、元、明、清诸家为体，中西互参为用，解决临床常见病、多发病和疑难病。

亳州历史文化丛书

编纂委员会

自　序

　　己亥年岁末，新冠病毒流行，余闲居在家，整理旧时医稿。斯时，许多年临证诊治患者之场景，映入脑海。

　　余家九代行医，悬壶济世。余自幼在先父指导下自源而流，系统学习中医，谨记教诲。欲成大医，要以《内经》为骨，《伤寒》为筋，《千金》为肉，《神农本草经》、华佗学术和金、元、明、清诸家为体，中西互参为用，注重生机气机调和，师法生生之道，敬畏生命之秘，尤其把《中藏经》作为案头必备之书。先父认为不要去纠结《中藏经》真伪之辩，而要去探求《中藏经》的学术价值。《中藏经》似儒门之《论语》，既有华佗的部分著作，也有后人的增辑，最早以脉证为中心，来分述五脏六腑病症的寒热虚实性质，形成了系统的脏腑辨证理论，尤其强调以"三焦气化"作为临床总纲。以后孙思邈的《备急千金要方》、钱乙的《小儿药证直诀》、张元素的《医学启源》等书，都是对华佗脏腑辨证体系的继承和发展。

　　华佗是历史上记载的治病最系统的全科医生。各种文献中，共收集他的病历 22 例，涉及内外妇儿、心理疾病、运动医学、养生等诸多方面。史书还记载华佗"精于方药，兼通数经"，这对现在中医临床意义深远。虽然历史没有记载华佗有药物学专著，但他的两个弟子却有专著传世，吴普著有《吴普本草》，李当之著有《李当之药录》。由此可见，华佗的本草素养全面高深。俗话说，临床疗效好，要"大夫一半药一半"，现在有所偏颇。余近十几年来边临床边教学，感觉现在中医药教育造成医药分家，分科过于细化，在如何紧密结合临床方面，似乎有所欠缺。现在中药的教学、科研主要由三部分组成：一是把中药学作为植物学看待；二是以西医药理分析研究中药；三是从植物中提取新的成分，开发新药。这对中药现代化很有帮助，但与中医临床却有所脱节。学习中药，在临床应用上要探源头。

《神农本草经》认为，中药要有品，有品才是本草，无品可能是毒药。中药和本草有着本质的区别，学习本草要一认、二识、三悟、四用，能在临床上安全、有效地使用本草，才是本草的本质。

现在中医临床的教育也有可以商榷之处。很多中医临床大夫只熟记一些中药的主治禁忌，很少走进原产地，对中草药的生态了解更少。生态是本草之魂，中医讲道地药材，就是要关注中药的形态、生态、状态。理解中药的道地性，就是知道中药要成为本草，是如何变得有品的。只有这样，临床上使用，才能左右逢源，做到唤得应，用得灵，拿得稳，理、法、方、药才能浑然一体。

百年来，西学东渐。中医理应敞开胸怀，中医为体，西学为用，以临床更好地治愈患者为原则，吸收各科有益的知识，为我所用。现在中医临床界有快餐化倾向，有言必经方之势，似乎中医只学《伤寒论》和《金匮要略》就可以包打天下，对华佗医药的研究更是少人问津。历史上，张仲景和华佗一是"医圣"，一是"神医"，他们之所以成为中医界的两座高峰，就是因为能博采众方，无门户之见，把医经学派、经方学派等各种学派融为一体，真正解决临床问题，从而成为万世之楷模。华佗为防病创"五禽戏"，开创休闲运动医学先河，治病须汤药则汤药，须针灸则针灸，须手术则手术切除，而且手术后在伤口处敷以神膏，最早在临床上使用术后医学美容。这在现在看来，仍然有超前的医学思想。

在本书中，余通过对自己历年来临床病案的梳理，整理了对华佗医药学的临床运用体会，认识到华佗医药学术思想是超时代的，其中还有许多宝藏值得我们去发掘、整理、继承，不断发扬光大，不能只把华佗作为一尊神像看待。同时，余还试图将中医和中药（本草）协同起来，真正为临床服务，为患者解除病痛，不知能如愿否？

张超伟
时在辛丑秋月

目　录

上篇　华佗"三焦"枢纽理论阐述与辨证施治

下篇　二百年中药世家详解毫药性味

上篇 华佗"三焦"枢纽理论阐述与辨证施治

《中藏经》云:"三焦者,人之三元之气也,号曰中清之腑。总领五脏六腑,荣卫经络,内外左右上下之气也。三焦通,则内外左右上下皆通也。其于周身灌体,和内调外,荣左养右,导上宣下,莫大于此者也。又名玉海水道,上则曰三管,中则名霍乱,下则曰走哺,名虽三,而归一,有其名,而无形者也,亦号曰孤独之腑。而卫出于上,荣出于中,上者,络脉之系也;中者,经脉之系也;下者,水道之系也。亦又属膀胱之宗始,主通阴阳,调虚实。"

一、《中藏经》中"三焦"统领临床:经成则纬定

《中藏经·论三焦虚实寒热生死逆顺脉证之法》说:"三焦者,人之三元之气也,号曰中清之腑。总领五脏六腑,荣卫经络,内外左右上下之气也。三焦通,则内外左右上下皆通也。其于周身灌体,和内调外,荣左养右,导上宣下,莫大于此者也。"

(一)"三焦"理论的历史源流

"三焦"理论起源于《黄帝内经》(以下简称《内经》),围绕"三焦"的形态和部位,历代医家争论不休。有谓"有名无形"之说,有谓"有名有形"之说,有谓"无形但有妙用"之说,但他们都承认"三焦"的临床价值。华佗以"三焦"气化作为脏腑经络总纲立论,最切合临床实用。

《中藏经·论三焦虚实寒热生死逆顺脉证之法》说:"三焦者,人之三元之气也,号曰中清之腑。总领五脏六腑,荣卫经络,内外左右上下之气也。

三焦通，则内外左右上下皆通也。其于周身灌体，和内调外，荣左养右，导上宣下，莫大于此者也。"明确提出"三焦"就是三元之气。

华佗，字元化。取字元化，内有深意，在中华文化中，每个生命体都是元气所化。我们在春节贴春联时，常见的吉祥语就是"一元复始，万象更新"。关于"一元"，《关尹子·二柱》说："先想乎一元之气，具乎一物。"东汉哲学家王充在《论衡·无形》中也有"人禀元气于天，各受寿夭之命，以立长短之形"之说。

《素问·宝命全形论》说："天地合气，命之曰人。"可见，古代先贤认为，元气是最具有无限的生命力，是至高无极的唯一物质。元气又称为太乙。《孔子家语·礼运》说："夫礼必本于太乙，分而为天地，转而为阴阳，变而为四时……（注：太乙，元气也）。"儒家也把元气看作是构成万物的本源。

《黄帝内经》说："天覆地载，万物悉备，莫贵于人。人以天地之气生，四时之法成。"而《中藏经》开篇就提出："人者，上禀天，下委地。阳以辅之，阴以佐之。天地顺则人气泰，天地逆则人气否。"这和《素问·宝命全形论》"人能应四时者，天地为之父母"实属一脉相承。

庄子也认为，通天下只一气耳。生命就是一元之气不断运行变化，就是气化产生万物和人体。所以，《素问·六节藏象论》说"气合而有形"，有形的物质都是由无形的细微物质聚合而成。列子曰："有形生于无形。天地之初，有太易，有太初，有太始，有太素。太易者，未见气，太初者，气之始，太始者，形之始，太素者，质之始，气与形，质合而未离，曰浑沦。"

从这段描述可以看出，浑沦之先，只是一气混合，杳冥昏昧，然后有太易、太初、太始、太素。太易、太初、太始、太素，四太统于一太，与道为一，这就是太极，太极就是元气。

有形的物质，随着气化动态的变化不断地聚散，又化生为另一物质。《素问·六微旨大论》说："故非出入，则无以生长壮老已，非升降，则无以生长化收藏。是以升降出入，无器不有，故器者生化之宇，器散则分之，生化息矣……"器就是有形之物，它是气的化生所在，升降出入就是气化的表现形式。器散，是从原来的气化聚合状态，转变为别的气合之形。所以，《素问·六微旨大论》又说："夫物之生从于化，物之极由乎变，变化之相薄，成败之所由也。"由变到化，是量变到质变，一个不断修正变化的过程。

　　人体也是一个器，也是在不停地气化，也是气合而有形。生命的过程，就是不断地气化，不停地升降出入。探索人体升降出入的气化过程，就是探索中医的生理学。如果内因、外因、不内外因使人体气化失常，升降出入变得无序，人体的稳定状态被破坏，失去气化的动态平衡，就会出现病理性改变。研究人体气化失常的过程，就是中医学的病理学范畴。可以说，没有气化，就没有中医。

（二）"三焦气化"的运动形式

　　既然说没有"气化"就没有中医，那么"气化"这种升华方式，其运动形式是怎么表现的呢？这就要说到中华文化的本源。

　　首先是阴阳。《素问·阴阳应象大论》说："阳化气，阴成形。"阳动以化气，就像太阳照射，可以引起水分子蒸发成为水蒸气；阴动而成形，经过暗夜的冷凝，水蒸气又转化成实质的水珠。阴阳气化又产生"五行"，一虚一实之间，产生出包罗万象的"五行"。《素问·天元纪大论》说："阴阳不测之谓神……神在天为风，在地为木；在天为热，在地为火；在天为湿，在地为土；在天为燥，在地为金；在天为寒，在地为水。故在天为气，在地成形，形气相感，而化生万物矣。"这里是说，阳化气，化生出天之五气（风热湿燥寒）；阴成形，化生出地之五行（木火土金水）。所以，五行是阴阳气化的产物，也是阴阳的运动形式。

　　华佗在《中藏经·生成论》中继承了这个观点。他说："阴阳者，天地之枢机；五行者，阴阳之终始。非阴阳则不能为天地，非五行则不能为阴阳。故人者，成于天地，败于阴阳也，由五行逆从而生焉。天地有阴阳五行，人有血脉五脏……五脏五行，相成相生，昼夜流转，无有始终。从之则吉，逆之则凶。天地阴阳，五行之道，中含于人。人得者，可以出阴阳之数，夺天地之机，悦五行之要，无终无始，神仙不死矣。"

　　从《黄帝内经》到《中藏经》，中医学认为宇宙万物、生命人体，都不能超出于阴阳五行之外，也就是说不能出于"气化"之外。气，就是本体。

　　周敦颐在《太极图说》中说："五行——阴阳也，阴阳——太极也。"神气和肉体有机结合，是为"气和"，所以气合则为一，分则为阴阳，再分则为五行，故医者一也。宋代欧阳修称之为"医者意也"，强调了"一"的整体和纲领作用，"一"就是《老子》的"道"。所以，唐代"真人"孙思邈说："不知易，不足以言大医。"

但奇怪的是，在金元以前的其他医书中，余没有看到过八卦的卦象进入医学书籍的记载。《中藏经》是最早使用《周易》卦象来阐明医学理论的著作，《中藏经·阴阳大要调神论》说："阴阳运动，得时而行……火来坎户，水到离扃，阴阳相应，方乃和平。"

《周易》自古以来就是"五经"之首。史书记载，华佗兼通数经，对《周易》的对称观、动态观、平衡观、中和观体会精深。这里的"火来坎户，水到离扃"，是把《周易》"即济卦"神乎其神地运用于解释人体的矛盾统一。"即济卦"下火上水，是六十四卦中最完美的一卦，从"初九"到"上六"，一个阴爻接一个阳爻，水火互制，以达中和的观点。华佗用其来阐述医理，也是对《素问·经脉别论》"饮入于胃，游溢精气，上输于脾。脾气散精，上归于肺，通调水道，下输膀胱。水精四布，五经并行，合于四时五脏阴阳，揆度以为常也"论述的高度浓缩。

不仅如此，华佗还在《中藏经·水法有六论》中说："病起于六腑者，阳之系也。"在《中藏经·火法有五论》中说："病起于五脏者，皆为阴之属也……阳不足，则助之以火精；阴不足，则济之以水母者是也。"这是对《周易》"即济卦"水火即济的具体应用。

《周易》最核心的主导思想就是中和，"三焦气化"又是对阴阳五行气化的总司，"三焦气化"，又以"中焦气化"为枢机，在定位上，分上、中、下、表、中、里，在病机上，以执中而调内外，执中调上下。其核心则是执其两端而用中，这又归回到儒家的"中庸"之道。所谓儒医，原因多出于此。

儒家以《周易》立论。儒家经典《中庸》说："中也者，天下之大本也，和也者，天下之达道也。致中和天地位焉，万物育焉。""中"即为"天下大本"，失中则失和，则失通。作为医者，执中则易把握病机，调理失和，促动生化之机；执中自能求其所因，按其所属，顺其态势，以促中和。

我家祖上医号为"保和堂"。"保和"二字取自《周易·乾卦》，"保合太和，乃利贞"，就是强调阴阳的合和，无论宣上、调中、泻下都是以"三焦气化"的失序，来察其寒热、虚实、表里。千法万法，根本之法，就是"去其所本无，复其所固有"，把人体原来没有而现在多出来的东西去掉，把人体原有的而现在流失的东西找回来，使得气和而致中和，达到恢复健康的目的。

这和西医学提出的"内稳态"的观点基本一致。"内稳态"是指体内各种调节机制调控。维持一切的动态平衡，是机体从进化适应中获得的维持整个机体生存的基本条件，究其本源，就是要求人的身心时时处于"保和"的状态。

（三）"三焦"是如何统领整体"气化"的

西医学对"三焦"功能有诸多争论，部分医家认为"三焦"是人身的水道，部分医家则认为可以比拟为淋巴系统，但多数都忽略了"三焦"是"主司气化"。

《素问·营卫生会》说："中焦亦并胃中，出上焦之后，此所受气者。"《难经·三十八难》说："谓三焦也，有原气之别焉，主持诸气。"《难经·六十六难》说："三焦之所行，气之所留止也。"《中藏经》说："三焦者，人之三元之气。"

这些古代经典医学著作的论述，是对临床上极为复杂的生理病理现象提纲挈领的指导把握，而不是纠结于临床的细枝末节。现在西医学发展极为迅速，分科更为精细，而每个科的病名更是不计其数，真可谓人生有涯而病名无数。中医以古代经典为纲领，病名有限，临床如何应对西医临床日益繁多的病名呢？

鄙以为，用华佗的"三焦者……总领五脏六腑，荣卫经络内外左右上下之气。三焦通，则内外左右上下皆通也"这个总纲，作为临床上的"俯视点"之一，就能以不变应万变，真正解决现代医学上的许多疑难杂症。

（四）"三焦"为何能"总司气化"

《灵枢·决气》说："黄帝曰：'余闻之有精、气、津、液、血、脉，余以为一气耳，今乃辨为六名'。"明确指出人体脏腑的基本物质是精、气、津、液、血、脉，分别为六名，实皆由一气所生，它们各有不同的功能，又有所属的部位。

《灵枢·决气》说："上焦开发，宣五谷味，熏肤、充身、泽毛，若雾露之溉，是谓气。"《灵枢·营卫生会》说："中焦亦并胃中，出上焦之后，此所受气者，泌糟粕，蒸津液，化其精微，上注于肺脉，乃化而为血，以奉生身。"明确表明中焦的功能是化生血脉，营养全身。《灵枢·营卫生会》最后说："下焦者，别回肠，注于膀胱，而渗入焉。"下焦把水谷的糟粕下于大肠，济泌别汁，循下焦之气而渗入膀胱，气化则出矣。

古医者认为，下焦肾又藏人体之精。华佗为了不让"三焦气化"流于玄学，不利于临床辨证，专门以脉证来分述五脏六腑虚实寒热生死逆顺之法，以其作为辨别的经纬线，注释"三焦气化"的具体脏腑，并告诫后者，不能以偏概全，要以"三焦总司气化"统领临床诸症。

扁鹊在《难经·六十六难》中说："脐下肾间动气者，人之生命也，十二经之根本也，故名曰原。三焦者，原气之别使也，主通行三气，经历于五脏六腑。原者，三焦之尊号也，故所止辄为原。五脏六腑之有病者，皆取其原也。"

华佗在《中藏经》中提出的"三焦之气和，则内外和"，是对上述扁鹊《难经》论"三焦"的概括和总结。有人评价《中藏经》与《黄帝内经》《难经》为表里之作，实践证明，毫不为过。

由此可见，"三焦"是以"气化"的独特方式连接五脏六腑，实现管腔、肌肉、筋骨间的各种膜层和所属功能。所以，各种膜层受损会直接影响"三焦气化"，调理"三焦气化"，也能调理各种膜层功能。

（五）临床如何应用"三焦气化"学说

在伤寒、温病、内伤杂病的演进中，"三焦"膜层的受损、"三焦"气化的失序，使病理变得非常复杂，导致诸多病症纠缠并发，久治难愈。如哮喘、支气管炎、鼻炎、鼻窦炎、慢性咽炎、食道炎、慢性胃炎、慢性结肠炎、妇科的子宫内膜炎及阴道炎等频发的膜层损伤。

这就要求医者在临床中充分考虑"三焦气化"因素，通过察其形色脉证，来辨识"三焦气化"的失序点，偏于上焦者，以表散上焦之邪为主；偏于中焦者，则以调中焦枢机，透其郁滞为主；偏于下焦者，以清泻下焦肾膜之邪为主，再视其兼证，酌加解毒化瘀之品。

"三焦气化"学说的临床疗效突出，尤其是对于温热病的诊治，调理"三焦"气机，最为显效。这是因为外感热病以邪热羁留，化毒伤阴，毒碍"三焦"气机为常见原因。此时，医案中或宣畅上焦肺气，或调理中焦气化之枢，或通调下焦气机，或三焦同调，只要达到"三焦"气机调畅，则邪毒自然分消，疾病自然痊愈。

关于"三焦气化"学说的应用，明代医生龚廷贤深得华佗"三焦气化"之心法，在《万病回春》中首创"内服仙方"以养颜益寿，用药有僵蚕、蝉蜕、姜黄、大黄、姜汁等，意在运动"三焦"升降。

清代陈良佐在《二分析义》中改名为"陪赈散"。清代杨栗山在《伤寒瘟疫条辨》中，大胆丰富了此方，更名为"升降散"。他认为此方"上行头面，下达足膝，外循毛孔，内通脏腑经络，驱逐邪气，无处不到……一升一降，内外通和，而杂气之流毒顿消矣"。

笔者在临床上治疗热病，宗华祖心法使用"升降散"加减，组成一个疏利"三焦"基本方，屡试屡中，效果甚佳。

制方：菊花、藿香、白僵蚕、蝉蜕、黄芩、黄连、栀子、连翘、玄参、桔梗、甘草等。

临床如遇患者病犯中焦、下焦的湿毒、热毒、瘀毒、水毒等，在疏调"三焦"气机时，可在基本方基础上酌加去湿、清热、活血通络、行水之药，还可酌用具有解毒作用的药物，如白花蛇舌草、芦根、马鞭草、败酱草、半枝莲、虎杖、蒲公英、黄连、玄参、黄芩、薏仁等药。既能解毒清热，也能疏通"三焦"气机。"三焦气化"学说指导下的"升降散"，在实践中具有表散上焦邪气、透中焦郁热、通解"三焦"邪毒（包括湿毒、热毒、痰毒、瘀毒）、调畅"三焦"气机的作用，不仅升清降浊，开祛邪之门户，而且少用克伐之药，不伤及正气，驱邪扶正，恢复气机，达到恢复人体身心"中和"的目的。

（六）运用"三焦"理论临床验案

1. 感冒伴尿中隐血案

李某，男，12岁，2018年9月就诊。

现病史：患者自两年前开始，反复感冒低热，尿中经常有红、白细胞。叠经中西医诊治，白细胞基本消失，红细胞仍然增多。患者为此很少运动，冬季夏季也很少外出，惧怕外界影响，感冒加剧。检查发现，体温37.9℃，咽痛，咽后壁充血，淋巴滤泡增生，如瓷器窑变形态，舌质红，身体发育瘦弱，目下有椭圆形暗斑，颌下淋巴结肿大。化验尿中红细胞 6～7 个/高倍镜，胸透正常。

此病初为上焦受邪，邪久不退，蕴久化热，热久化毒，毒损血络。是上焦之邪传入中焦少阳，少阳之热又下移下焦肾。热毒日久耗伤气阴，损伤血络，临床缠绵难愈。此病须"三焦"同调，表邪透热解毒，兼加益气养阴之品。

制方：菊花 6g，丝瓜络 10g，连翘 9g，芦根 15g，茅根 15g，忍冬藤 15g，霜桑叶 6g，赤芍 6g，元参 9g，牡丹皮 5g，山药 10g，黄柏 5g。

服 5 剂后，体温正常，尿液变清，停药 1 周，尿中红细胞、白细胞消失，但依然感觉咽痛，颈部淋巴结肿大。

二次制方：前胡 8g，桔梗 9g，牛蒡子 9g，元参 9g，神曲 15g，白术 10g，茅根 15g，仙鹤草 9g，炒山栀 6g，瞿麦 6g，芦根 10g，麦冬 10g。

5 剂后病情平稳，停药。以后又感冒发热，咽痛声音沙哑，尿中红细胞又出现。检查咽红，咽后壁充血，淋巴滤泡增生如小蚯蚓状，颈淋巴结肿大。

又制方：金银花 9g，丝瓜络 9g，荆芥 6g，薄荷 5g（后下），前胡 9g，蝉蜕 6g，元参 9g，忍冬藤 12g，僵蚕 6g，连翘 9g，石韦 9g。

5 剂后，感冒痊愈，尿常规正常。

又制方：仙鹤草 9g，菊花 3g，女贞子 9g，麦冬 6g，茅根 10g，芦根 10g，山药 6g，桔梗 6g。

煎水代茶饮，服用半个月。停半个月，再服半个月。此后患者体质明显增强，未有感冒，多次检查尿常规，未发现尿中有红细胞。

【按语】此病例是上焦肺卫之邪，通过中焦少阳下移下焦肾的典型病例。药用前胡、金银花、荆芥、薄荷、菊花、桔梗表散上焦之邪，僵蚕、山药、丝瓜络中透中焦少阳郁热，茅根、元参、石韦、忍冬藤清解下焦邪毒，兼加麦冬、女贞子益阴之品，僵蚕、蝉蜕升之降之，以疏利"三焦"合治，参以五脏六腑，寒热虚实，导邪外出，使得患者几年的顽疾得以痊愈。

2. 慢性鼻炎案

郭某，男，42 岁，2015 年 1 月 12 日就诊。

现病史：长期头疼，鼻塞，流清水样黏鼻涕，乏力，疲倦，睡眠不佳，大便溏，小便微黄，观其面色苍白，稍显浮肿，鼻黏膜充血明显，脉细弱，舌淡，苔中心部分脱落。

此病为上焦肺卫不宣，中焦运化失常，邪伏于鼻甲，治以表散肺系之邪，斡旋中焦运化之机。

制方：前胡 10g，白术 10g，泽泻 30g，蝉蜕 10g，生薏仁 20g，霜桑叶 10g，紫苏梗 12g，佛手 10g，神曲 15g，僵蚕 10g，天麻 6g，菊花 10g，竹茹 10g，防风 10g，甘草 10g。

服药 5 剂后，鼻涕明显减少，头疼减轻，精神佳，心情舒畅，舌苔剥落之处向中心融合。

又制方：苍术、白术各 10g，枳壳 10g，茯苓 20g，炮姜 5g，黄连 3g，葛根 20g，甘草 5g，天麻 8g，防风 12g，竹茹 9g，半夏 10g，神曲 20g，桂枝 10g。

先后共服药 25 剂，诸症痊愈。

【按语】鼻炎属中医学"鼻塞""鼻涕"范畴。初起于感受风寒，上焦肺气失宣，而致鼻窍瘀滞，若中焦脾土不足，则身乏无力，胃气不和，大便溏薄，正虚邪留，邪客于肺窍则鼻塞，中焦失运则清阳不升，浊阴上逆则头疼，流涕。方用葛根、防风、桂枝宣上焦肺气，苍术、白术、枳壳、茯苓、神曲调中焦以升清阳，竹茹、半夏化痰散结，黄连以清阴火，僵蚕、蝉蜕升降上下，调中焦，宣上焦，开肺窍，鼻疾消除。

3. 痛风案

顾某，男，42 岁，2018 年 7 月就诊。患者肥胖，体重 90kg，患痛风 6 年余。拇指关节肿胀，脉滑，舌淡暗，舌根腻，少津，小便检查尿酸增高。

制方：白蒺藜 16g，赤芍 10g，僵蚕 10g，蝉蜕 6g，苍术 10g，牡丹皮 10g，怀牛膝 10g，黄柏 15g，豨莶草 15g，生薏仁 30g，车前子 10g，地肤子 15g，知母 9g，黄芩 9g，板蓝根 10g，生甘草 6g。

5 剂，肿消症减，继服 10 剂。

【按语】此人肥胖湿浊之体，湿浊积聚成毒，化热内扰，湿热之毒，损及脚之筋膜。以白蒺藜、豨莶草散风去湿；牛膝、生薏仁、黄柏、苍术有四妙散之义，调中焦脾以渗湿透热；黄芩、牡丹皮疏少阳以和血；知母益下焦之阴，合用则湿热之毒，僵蚕、蝉蜕以升降，从"三焦"分消，浊毒自消除矣。

后以服用金匮肾气丸，忌冷食，加强运动，所谓"三驾马车"善后。

4. 慢性喘息性支气管炎、肺心病案

秦某，男，57岁，2017年12月30日就诊。

现病史：慢支咳喘10余年，近5年，咳喘加剧，伴有心慌，不能活动，动则喘息加重，面部及指甲发绀，全身浮肿，心电图提示肺型P波。CT显示双肺透明度增强，肋间隙变宽，心影增宽。诊断为慢性喘息性支气管炎、肺气肿、肺心病。脉滑细，舌质苔薄腻。

制方：南沙参10g，川贝母10g，茯苓10g，炙枇杷叶10g，炒紫苏子6g，前胡10g，防风10g，麻黄3g，杏仁泥10g，清半夏9g，炙桑白皮10g，甘草5g。

服药5剂，小便增多，咳喘减轻，水肿减退。上方加炒白芥子5g，泽泻10g，继服10剂。

服药10剂，发绀减轻，能户外活动，嘱服百合固金丸善后。随访患者病情稳定，能从事家务活动。

【按语】慢支肺心病，似属中医学"咳喘""心悸"范畴，本病系风寒束表、水饮内停所致。方中麻黄、防风解表散寒；前胡、杏仁、桑白皮宣肺平喘，调上焦气机；半夏、茯苓、甘草运化中焦以化水气；枇杷叶、川贝母宣肺平喘；后加泽泻通下焦水道，以"三焦"分消而治，故病向愈。

5. 胸膜炎案

孙某，男，36岁，1998年6月3日就诊。

现病史：10天前突然发热恶寒，右侧胸肋痛，随深呼吸咳嗽而加剧。X线透视提示右侧渗出性胸膜炎，西医治疗效果不佳。

检查：舌苔薄白，脉细滑，口苦咽干。此为外邪犯肺，肺络不宣，枢机不利，聚饮成痰。治以开上焦宣肺散邪，调中焦气机，化痰通络。

制方：荆芥炭12g，防风10g，僵蚕10g，白芷10g，连翘10g，橘络12g，薄荷6g，炒枳壳10g，桔梗10g，蝉蜕6g，车前子10g，丝瓜络12g，茯苓12g，木香10g，半夏9g。

5剂后热退，胸痛消失，时有咳嗽，胸部微有不适，上方加浙贝母10g，炙枇杷叶10g，继服5剂，1周后告知诸症皆愈。1个月后X线检查，一切正常。

【按语】外邪犯肺，肺络不宣，气机不畅，胸闷咳喘，口苦咽干，中焦积滞，少阳郁热，肺胃同病，治以宣上焦肺气。方中荆芥炭、防风、连翘、白芷、桔梗、连翘宣肺利咽；木香、枳壳、半夏、茯苓调中焦健脾胃。古人云，脾为生痰之源，中焦枢机健运，则痰湿可去，橘络、丝瓜络、白芷通肺络，开肺窍；贝母、枇杷叶宣肺平喘化痰；车前子泄中焦郁热；僵蚕、蝉蜕随之升降，调中焦宣上焦，通络化痰，则病去矣。

6. 过敏性紫癜案

孙某，女，13岁学生，2013年5月就诊。

因过敏性紫癜住院1个月，紫癜腹痛仍时有发作，邀中医会诊。

现病史：紫癜发作前腹痛如绞，检查舌红苔薄，大腿、腹部有紫红色丘疹。

辨证为邪侵中焦，气机郁滞化热，血络瘀阻而发斑。以透中焦少阳郁热，解毒通络为治。

制方：甘草15g，当归10g，生地黄炭15g，丹参10g，牡丹皮6g，白芍6g，广三七6g，侧柏炭12g，阿胶10g，山药12g，地榆炭10g。

5剂后，紫癜消失。

【按语】西医学认为，紫癜是某些过敏物质作用于血管壁细胞引起的变态反应，血管通透性增加，红细胞溢出，形成紫癜，可由感染、胃肠道功能障碍引起。中医认为，紫癜为中焦运化失健，脾不统血，毒伤血络，血溢成斑。以山药、白芍建中焦之运化；三七、生地黄养血活血；甘草、牡丹皮凉血解毒；地榆炭、侧柏叶止血。诸药合用，则中焦运达，腹痛缓解，紫癜自消。

7. 急性肾炎案

李某，男，16岁，学生，2013年4月就诊。

现病史：5天前恶寒发热，面部浮肿两天，小便减少，自认为感冒，自服感冒药无效，今晨起发现眼睑浮肿，双下肢水肿，小便如浓茶色。面部浮肿，舌苔白，脉弦数，尿常规检验红细胞（+++），蛋白（++），诊断为急性肾小球肾炎。

此为上焦受邪，随"三焦"膜系又下移于肾，损伤肾膜血络。以疏利"三焦"，透邪外出为治。

制方：荆芥12g，防风10g，白芷10g，僵蚕10g，川木瓜10g，丝瓜络

30g，桂枝 6g，茯苓 12g，木香 6g，青皮 6g，炒山楂 12g，炒麦芽 12g，蝉蜕 6g，紫苏叶 10g，元参 6g，车前子 5g（包）。

5 剂后，症状消失，尿常规检查正常。为巩固疗效，继服上方 5 剂，复查尿常规，仍在正常范围，随访至今未复发。

【按语】急性肾炎与中医寒湿、风水病相类似，大多属阳水范畴，若治疗失当，或正气稍弱，则邪气深入，病程容易延长，转为慢性。此病例即是上焦肺气受邪，随"三焦"膜系而下移于肾，损伤肾之血膜，治以"三焦"分治法，荆芥、防风、桂枝、白芷、紫苏叶宣散上焦肺气；木香、麦芽、陈皮、山楂、青皮调理中焦枢机；合元参、车前子以"三焦"分消，而除肾膜之邪热；木瓜、丝瓜络活血通络，僵蚕、蝉蜕升之降之。

诚如《中藏经》云，"三焦"通，则内外左右上下皆通也。

8. 肾盂肾炎案

患者女，31 岁，2012 年 5 月就诊。

现病史：1 周前做流产术后，出现发热，小便频，腰部疼痛，双眼睑水肿，舌质红，苔白，脉沉细。尿常规检验：红细胞（++++），白细胞（+++），蛋白（++）。西医诊断为肾盂肾炎。

此病为外邪侵入下焦膜系，邪聚成毒，蕴藉湿热，损下焦肾膜系之血络，治以透热，解毒。

制方：葛根 10g，白芷 10g，防风 10g，荆芥 10g，薄荷 6g，蝉蜕 12g，元参 10g，羌活 5g，木香 10g，木瓜 10g，丝瓜络 15g，砂仁 6g，川续断 10g，炒杜仲 10g，香附 10g，连翘 15g。

5 剂后，诸症消除，尿常规阴性。

【按语】肾盂肾炎大致属于阳水范畴，本例为下焦外邪内犯，蕴热成毒，损伤肾膜，用葛根、荆芥、防风、薄荷、连翘、白芷、连翘开上焦肺气，以散外邪；木香、砂仁调中焦以水运；木瓜、丝瓜络活血通络；川续断、杜仲固下焦肾元，修复肾膜；加升降之僵蚕、蝉蜕以"三焦"分消，水道通调，疗效甚好。

二、华佗"蓄毒"学说的超前思维

大多医家临床发现，肿瘤早期，内因情志郁结或者外感寒热邪气使气机发生障碍，形成气滞、血瘀，进而变成痰瘀互凝，形成肿块，蓄久成毒，聚毒成癌。许多肿瘤中晚期患者，常常会在临床上表现热毒症状，如口渴，大便不通，大便溏泻，舌苔黄腻，脉弦数，在肿瘤后期，局部所表现的症状，疼痛更为明显。

（一）治疗肿瘤

肿瘤属于中医学"积聚""疽肿"范畴。《黄帝内经》中的筋瘤、骨疽、肉疽等病都类似于现代的肿瘤。

宋代陈自明在《妇人大全良方》中记载："若初起，内结小核，或如鳖、棋子，不赤不痛。积之岁月渐大，巉岩崩破如熟石榴，或内溃深洞，此属肝脾郁怒，气血亏损，名曰乳岩。"这里描述的乳岩症状，非常类似于现在的乳癌。从此处也可以看出，历代医家对肿瘤一直都有比较深入的认识和丰富的诊疗经验。

《中藏经·论痈疽疮肿》明确提出："夫痈疽疮肿之作也，皆五脏六腑蓄毒不流则生。"后世医家对此理论有了更多的发展和延伸，大多医家发现，临床肿瘤早期，内因情志郁结或外感寒热邪气，使气机发生障碍，形成气滞，进而形成血瘀，进而变成痰瘀互凝，形成肿块，蓄久成毒，聚毒成癌。许多肿瘤中晚期患者，常常会在临床上表现热毒症状，如口渴，大便不通，大便溏泻，舌苔黄腻，脉弦数，在肿瘤后期，局部所表现的症状，疼痛更为明显。

所以说，宗华佗肿瘤为蓄毒论，只有祛出毒邪，才有可能治愈癌瘤。肿瘤的发生是体内阴阳失调，脏腑功能失常，外感六淫，内伤七情，劳倦外伤等诸多综合因素的结果。

晋代王叔和说："冬伤于寒……中而既病者，名曰伤寒。不即病者，寒毒藏于肌肤。是春变为温病，至夏变为暑病。"元代王安道说："夫伤于寒有即病者焉，有不即病者焉。即病者发于新感之时。不即病者过时而发于春夏也。即病者谓之伤寒。不即病者谓之温与暑。"

由此可见，他们认为很多疾病是伏邪蓄毒为病，身体阳虚容易寒凝，而气血流行不畅，则气滞血瘀，也易发生肿瘤。明清以后，伏邪蓄毒的种类日益扩大，如积滞、积聚、春温、伏暑等，都属于伏邪蓄毒的范畴。

至于伏邪蓄毒与新感病的判断，同样是以临床症状为依据。如一病即见但热不寒，口渴溺赤，脉数，舌苔厚腻，或舌赤无苔等内热症像，就是伏邪蓄毒。它与前面所说的新感症状不难辨别，因为伏邪的发病机制是由里出表，热伏于内，重心在里，与新感外受者显然不同。此外新感病如治疗恰当，很快就会痊愈；至于伏邪蓄毒，则非透尽不愈，邪伏愈深，病程愈长，假使继新感症状之后，热势缠绵不解，如"抽丝剥茧，层出不穷"，病程很长，那就是新感引动伏邪蓄毒。

至于邪伏的部位问题，历来说法不统一。

晋代王叔和认为，寒毒藏于肌肤，隋代巢元方认为寒毒藏于肌肤骨髓，明代吴又可根据临床所见提出邪伏募原之说，清代俞根初又提出邪伏少阴募原两种。

这些不同的说法，都是根据临床上的不同见证，通过辨证求因、审因论治而得出来的结论，主要是为了说明证候的虚实属性，以便治疗有所依据。而华佗的"五脏六腑蓄毒论"，更为简捷实用。

临床发现，六淫、邪毒都可以伏藏在体内。

《中藏经》说："发于外者，六腑之毒也，发于内者，五脏之毒也。故内曰坏，外曰溃。"人体如果感受六淫邪气，或是因为邪伏在隐匿之处，而不易去除，或是因正气素虚而去邪无力，或是治疗不彻底，留有余邪未尽，都可以使邪毒潜伏在体内而不发作。

以后有外邪引发，或者因饮食不节，情志不和，劳倦内伤等诱发出伏邪蓄毒而发病。伏邪蓄毒不单是引发温热病，六淫之邪性质各异，潜伏的邪毒对脏腑阴阳气血的影响也各有不同，都可以造成人体气血阴阳的失调。

现在很多肿瘤等病原体不明的病理特征，与伏邪潜伏体内，日久化毒，暂时潜伏不发，一旦正气稍虚，或外邪诱发而显现的病理特点非常吻合。

鉴于此，余运用华佗和诸贤的中医蓄毒伏邪学说对肿瘤患者进行辨证施治，取得了一些好的临床疗效。

【医案举例】

1. 肺癌

赵某，68岁，2017年12月6日来诊。

现病史：气喘，咳嗽，胸闷，午后低热4个月。CT检查，右侧胸腔有积液。近两个月来，胸腔积液增加明显，平均每月抽1次，检查为癌性胸腔积液。CT检查见右侧肺门淋巴结肿大，西医诊断为肺癌。患者常感胸闷不畅，夜寐不安，疲倦无力，咽干口苦，面色灰暗，精神不振。咳嗽气短，舌质紫暗，舌苔薄，两脉细滑。辨证为痰饮咳喘，由于毒热蕴肺，痰瘀滞络，治以表散上焦肺之邪气，透中焦少阳郁热，健脾化痰，解毒通络。

制方：前胡12g，郁金10g，白术10g，茯苓20g，生薏仁30g，冬瓜子20g，桔梗16g，黄芩10g，紫菀10g，桃仁10g，代赭石10g，紫苏子10g，旋覆花10g（包），白花蛇舌草18g。

10剂后，患者低热消失，咳减，胸闷气短有好转，饮食有增，大便顺畅，小便黄，5日前抽胸腔积液200mL。舌淡黄，仍觉口苦咽干，舌苔白，脉细数。

上方去前胡、旋覆花，加芦根15g，杏仁10g，枳壳10g，半夏9g。

服药30剂后，精神大振，胸闷减轻，咳嗽基本消除。CT检查见胸腔有少量积液，1个月未抽胸腔积液。仍觉口干苦，小便黄，脉细数，舌苔薄白。

制方：柴胡10g，黄芩10g，杏仁10g，桃仁10g，白术15g，茯苓20g，葶苈子10g，生薏仁30g，白花蛇舌草30g，桔梗10g，半夏9g，郁金10g，紫菀10g，百部10g，桑白皮10g。

继服20剂，未再发热。另用"六神丸"内服（我们过去用家传"五虎泻毒丸"内服，泻上焦邪毒，和现在的"六神丸"配方接近，以"六神丸"代用）3个月。

【按语】本例肿瘤引起的发热和癌性胸腔积液，属于伏邪内蕴成毒，痰气交结，肺失清肃之权，以致中焦失运，水饮内停，病久阴阳两伤，成虚实夹杂之候。治以柴胡、紫菀、桑白皮、桔梗、杏仁表散肺郁之气；郁金、半夏调中枢，葶苈子、薏仁透其内浊，白花蛇舌草、黄芩、百部散邪解毒；六神丸是喉科解毒之药，但与肺癌之邪毒在发病病机上有相通之处。诸药合用，使得伏邪散去，浊泻毒消，虽是用平和之剂，能在短期内使得肿瘤热退去，癌性胸腔积液出现良好的转机。

2. 食道癌（噎膈，癥瘕）

孙某，男，67岁，2016年10月就诊。

现病史：进行性吞咽困难两个月，现只能吃面条、粥之类半流质食物，心窝部隐隐作痛，伴有嗳气消瘦。2016年10月，在某医院做食道镜活检，病理检测诊断为食道鳞癌。因锁骨下淋巴结，腋下淋巴结广泛转移，不适宜手术治疗。患者于同年10月21日，要求中医中药治疗。

其人消瘦，脉濡弦，舌苔薄黄滞，此属中医学"噎食病"之范畴，病机为中焦失其升降，痰浊凝滞，食道癥瘕，蕴毒成噎膈。以华佗《中藏经》治癥瘕方、《伤寒论》旋覆代赭石汤加解毒之品合方加减。

制方：党参30g（米炒），夏枯草30g，旋覆花10g，生代赭石30g，大黄6g，木香9g，枳壳10g，桂枝6g，三棱6g，半夏9g，厚朴10g。

早饭前、晚饭前服用，喉部外敷清膈散：甘草10g，石决明20g，三七15g，沉香3g，珍珠3g，麝香2g。上药研成细粉，先用三棱针，点刺两侧咽颚弓中点咽后壁淋巴滤泡放血，针刺后让患者用力咳嗽，痰中有少量黏液与血，令其吐出，放血前后用朵贝尔溶液漱口，以免感染，再于放血处喷洒清膈散。

开道散：硼砂60g，火硝30g，沉香9g，礞石15g，冰片9g，硇砂6g，共研极细末，每次1g，含化缓下，每隔半小时1次，至患者黏沫吐尽。

10天后，患者能进半流质饮食，改为3小时服1次。连服3天，即停药3天，再服2天。

艾灸华佗夹脊穴胸椎上三对六穴，每穴3分钟，每日艾灸2次。

治疗2个月，吞咽困难等症状改善。继续用药3个月，能吞咽馒头等干饭，体重增加，食道镜检查：肿瘤明显缩小。随访3年，能在田里干基本农活。

【按语】食道癌属中医学"噎膈""癥瘕"之范畴。临床实践中发现，此病大多与气滞、血瘀、痰凝、火炎蕴毒有关，病证虚实夹杂，蓄毒内蕴。治疗上也要多种方法并用。临床上我多使用《中藏经》的治癥瘕方，张仲景《伤寒论》的旋覆代赭汤，酌加解毒之品大黄荡涤肠胃积滞，以解体内邪毒。家父常说："会用柴胡、大黄，敢把天下去闯。"要适时使用大黄解毒。组方中加入米炒党参扶胃降逆，既可增强疗效，还可避免药物若干不良反应。噎膈、癥瘕之后，脾胃虚弱，胃内嘈杂不堪，胃虚中焦失其健运，药物较难取效，要扶正祛邪解毒并用。局部使用清膈散和开道散，针对食道的具体病灶发挥作用十分关键，能尽快改善临床症状，既能多进主食，也可增强患者信心，再灸华佗夹脊穴胸椎两侧六穴，以调理内脏气血运化，增强其免疫力。

治疗食道癌（噎膈、癥瘕）要多方并施，树立患者信心，告诉患者把它当成慢性病来调理。我们在长期的临床实践中发现，食道癌（噎膈、癥瘕）咽后壁淋巴滤泡呈黄色或白色，表明治疗效果较好，如呈红色和紫色，则疗效较差。

3. 胃窦癌

韩某，女，51 岁，2016 年 10 月 18 日就诊。

患者素禀不足，既往有慢性萎缩性胃炎，幽门螺杆菌感染病史。胃镜取胃组织标本，病理显示为胃窦癌。半年前，胃切除 1/5。因体质弱，未行放疗、化疗，3 个月以来腹部胀满，饭后胃脘部绵绵作痛，腹胀嗳气，乏力，便溏不爽和便结交替，锁骨上结节，压痛。

胃镜提示胃窦癌（复发性），食管距门齿 36cm 处糜烂。腹腔淋巴结肿大，舌淡，脉弱，患病日久。

术后元气大伤，虚实夹杂，毒瘀滞络，脾胃损伤，气血亏虚。治疗应标本兼顾，健脾胃，调"三焦"，理气血，透邪毒，化瘀滞。

制方：瓜蒌 15g，半夏 10g，丹参 20g，竹茹 6g，陈皮 8g，枳壳 10g，赤芍、白芍各 10g，柴胡 10g，太子参 15g，砂仁 6g（后下），干姜 3g，炒山栀 10g，厚朴 10g，半枝莲 10g，熟大黄 9g，甘草 5g。水煎服，早晚各 1 次。

另用：王不留行 15g，蒲公英 15g，煎水 200mL 送服紫金锭 0.6g，每日 4 次。

10 剂后，精神转佳，腹痛减轻，腹部胀满明显减弱，仍大便溏。上方去厚朴、炒山栀，加白术 10g，茯苓 15g。紫金锭继续服用。

15 剂后，精神良好，胃肠道无明显不适。嘱人参健脾丸、紫金锭调服。

【按语】此患者早期胃部感染幽门螺杆菌，为早期邪伏于胃，未能根本治愈，邪久蓄毒，成为慢性糜烂性胃炎，后又发展成萎缩性胃炎，毒积必变，发展成胃部肿瘤。这是典型的邪久必毒，毒积必变，毒碍气机，影响脾胃及食道功能，虚实并见。治以调理"三焦"气机，用太子参、丹参、厚朴、赤芍、白芍、枳壳、陈皮、砂仁健中焦，益气养血；瓜蒌、竹茹、山栀、半枝莲、大黄透泄脾胃邪毒，疏利胃滞。紫金锭，我们保和堂叫玉枢丹，在新中国成立前一直是自己制作，以后该药有中成药生产，主要成分和家传配方接近。在胃癌的治疗中，贯穿华佗的蓄毒论思想，使用紫金锭内服解毒，是很重要的一环，再综合疏通胃络瘀滞，益气养血，使患者临床症状得以缓解，随访3年情况良好。

4. 肝癌

谢某，男，62岁，2014年8月就诊。

现病史：上腹部撑胀感，有硬包块并逐渐增大，于2014年7月在蚌埠医学院附属医院检查，诊断为肝癌晚期。同年8月20日来我处就诊。

触诊肝大，肋下4指，剑突下5指，质硬，表面有结节，压痛不明显，伴有腹腔积液。面色黄而欠亮，消瘦，舌苔光滑，腹壁络脉扩张，肚脐下右侧突出一拇指粗青筋。

此时邪毒内蕴，邪盛正虚，祛邪有伤正之碍，扶正有恋邪之忧。师华祖蓄毒论思想，应尽快散其蓄毒，以三棱针于脐下青筋和右侧隐白穴、大敦穴点刺放血以散毒，人参健脾丸内服健中焦正气。

针药并治月余，患者脐下青筋消散，腹部饱胀减轻，饮食有加，后针任脉的关元穴以培元固本，人参健脾丸口服，针足太阴脾经的三阴交以健脾利水，留针睡觉，第2天起针，留针9个小时左右。半年后，腹腔积液消失，饮食正常。

【按语】刺血去毒法在《灵枢·厥病》就早有记载："厥头痛，头脉痛……视头动脉反盛者，刺尽去血。"对于病灶点刺血，孙思邈《备急千金要方》载："凡疗疔肿，皆刺中心至痛。又刺四边十余下，令血出，去血敷药，药气得入针孔中。若不达疮内，疗不得力。"我们保和堂数代在临床中，对于危症、重症都使用刺血疗法急救，刺血疗法有快速散毒、活血祛瘀、通经活络、消癥散结的功效，既避免口服解毒药加重肝脏的负担，又强化了肝的疏泄功能，使肝血得以休养生息。

刺血疗法通过局部散毒活血使微循环得以改善，进而影响人体血液运行。气血得以调整，是对人体整体良性的调整，有着特殊的临床意义。肝癌中晚期的治疗，在中西医临床上都十分棘手，刺血、针、药并用，是一个可以探讨的治疗方法。

5. 乳腺癌

赵某，女，42岁，2019年10月13日就诊。

现病史：患乳腺癌，于2018年在部队医院做乳腺癌根治手术，术后放疗，化疗。今复发，现胸部有紧压感，包块胀痛，头晕乏力，纳差，口干，大便燥结，小便黄。舌苔少，脉弦细，辨证为肝郁气滞，气血虚弱，热毒蕴结，日久蓄毒积聚成癌肿，法《中藏经》蓄毒论之思维，治宜疏肝理气，活血化瘀，扶正解毒化痰散结。

以小柴胡汤加味制方：柴胡9g，白芍12g，当归12g，生地黄12g，丹参15g，白术12g，茯苓15g，香附9g，郁金12g，夏枯草15g，七叶一枝花15g，半枝莲20g，白花蛇舌草30g。

二诊：胸部紧压感明显减轻，但手术后，又多次放疗化疗，伤阴较重，上方加石斛20g，天冬20g，麦冬20g。

后以此方为基础加减，潮热加地骨皮、青蒿；大便干结加槟榔、火麻仁；气短加党参、黄芪。

连服1个月后，包块开始缩小。3个月后，症状基本消失，以后减少服药次数，每月随诊两次。随访至今未再复发，身体健康。

【按语】乳腺癌属于中医学"乳岩"范畴，为肝气郁结，结久蓄毒，毒久变癌。方中白花蛇舌草、七叶一枝花、半枝莲、夏枯草解毒治癌；柴胡、白芍、郁金疏肝解郁；丹参、生地黄、当归养阴解毒散结；白术、茯苓补中健脾扶正以祛邪，后以解毒、养阴、补气、扶正收功。

6. 宫颈癌

朱某，女，43岁，1998年9月6日就诊。

现病史：7个月来月经稍迟，行房后阴道渗血，白带清稀量多，病理提示宫颈癌。已手术后6个月。

见患者面色苍白，神疲乏力，形寒肢冷，舌淡苔薄白，脉沉弱，此为下焦血虚寒湿，血虚气滞，湿寒凝结成痰，痰浊聚久蓄毒，治以补益气血，温化痰湿，散结解毒。

制方：熟地黄15g，酒生地黄10g，炒薏仁15g，炒杏仁10g，炒白术

10g，附片 6g，炒桃仁 9g，酒当归 15g，吴茱萸 6g，黄柏 9g，同炒。赤芍 10g，白芍 10g，酒牡丹皮 10g，川芎 6g，炒大黄 9g，炒香附 10g，茜草 10g。生姜一团烧炭为引，水煎服。

另"祛毒丹" 2g，外用于宫颈病灶处，每周两次。

"祛毒丹"组成：麝香 1g，蛇床子 6g，血竭 7g，乳香、硼砂、冰片各 10g，没药 9g，樟丹 30g，白矾 100g。上药共研细末备用。

续用 30 余剂，面色红润，形暖肢温，症状缓解。

【按语】此患者素体阳虚，寒邪凝滞，致使气血流动不畅，气滞血瘀，郁久化毒，毒积宫颈，毒久致变。用生熟地黄、赤白芍、党归、川芎、桃仁、茜草养血活血；附子、吴茱萸、香附温阳调气；黄柏、大黄、牡丹皮清泄痰浊，解毒。"祛毒丹"为保和堂家传配方，用于治疗宫颈病变，操作简便，疗效较高，复发率低，副作用小，而且无禁忌证，患者乐于接受。随访五年未复发。

（二）治疗病毒性心肌炎

毒作为一个独立的病因，历代多有论述。《素问·生气通天论》就提及"大风苛毒"的概念。

《中藏经》更是划时代地以五脏六腑全身上下对毒做了详细的论述。

《中藏经·论痈疽疮肿》说："夫痈疽疮肿之所作也，皆五脏六腑蓄毒不流则生矣，非独因荣卫壅塞而发者也。其行也有处，其主也有归。假令发于喉舌者，心之毒也；发于皮毛者，发于肌肉者，脾之毒也；发于骨髓者，肾之毒也；发于下者，阴中之毒也；发于上者，阳中之毒也；发于外者，六腑之毒也；发于内者，五脏之毒也。"

唐代孙思邈提及"毒病之气"。这些医著中谈到的毒和一般的六淫邪气，是有所区别的。到明代，吴又可提出："感疫气者，乃天地之毒气。"明确把能引起强烈传染病的邪气称为毒。

毒有广义和狭义之分。有药物性能的有毒和无毒，有病名上的"疔毒"，也有致病因素的毒气和病邪上的"风毒""湿毒"和"火毒"。

在温病学上，"毒"的概念也是有所不同的。有表现为身热炽盛，口苦而渴，心烦尿黄，舌红脉数的"热毒火毒"；也有局部红肿热痛，咽喉腐烂的

"温毒"。毒最容易和热、湿、痰、瘀交织在一起，导致惊厥、虚脱等危重症候。这种毒具有热浊火秽致病力强的性质，有明显的特异性，最容易伤阴耗气，动血留瘀，使脏腑受损，以至于危象丛生。此毒引起的症状明显容易观察到，来势比较凶猛，变化也比较迅速。在临床上还有一种邪毒，发热反复不去，病情缠绵难愈。这种和急性热病不同的火毒，患者体温变化表现不明显，但容易郁结体内，日久而深。

临床除了借用现在各种检查手段外，还可根据临床症状和外在的表现体征，在"望闻问切"四诊中，找出潜伏在体内的邪毒的外在征象。

如在儿科中，体质较差，反复感冒发热或经常消化不良者，在目下多会出现圆形、椭圆形或三角形的暗斑，上颚呈红色，咽后壁充血，淋巴滤泡增生，如瓷器窑变状，伴颈部淋巴结肿大。这些特征不仅是上呼吸道感染的结果，大多也是邪毒留滞体内的标志。邪毒不但容易招致外感，也常常流窜到"三焦"。

临床热退之后，咳嗽不止，反复感冒，很多人不重视，后期往往可引起其他部位的病变，如感冒引起的病毒性心肌炎等，就是邪久蓄毒、逆窜心肌、毒碍气机的结果。

我们在长期临床实践中发现"邪久蓄毒，毒碍气机，毒积则变"的病理规律，这对临床治疗病毒性心肌炎很有指导意义。

【医案举例】

1. 赵某，女，10 岁，2013 年 9 月 16 日就诊。

现病史：当年 3 月份，患者无明显诱因发热，体温最高达 39.6℃，其他医生按感冒论治而热退。3 周后出现精神倦怠，心悸，喜出长气，时时有胸闷感。到附近医院检查，心电图提示窦性心律过速及心律不齐，时有早搏出现。查血，谷丙转氨酶、肌酸磷酸激酶同工酶均高出正常值，确诊为病毒性心肌炎。一直接受中西医治疗，效果不佳。近 1 月来，又反复上呼吸道感染，头晕乏力，胸闷不畅，饭后腹部胀满。

望诊时发现患者精神差，面色少华，咽红，咽后壁充血淋巴滤泡增生，时有咳嗽，鼻塞不通，脉细有结象，舌苔薄腻，心电图检查结果示心律不齐，房室传导阻滞。四诊合参辨证为：上焦邪热久犯，日久化毒，逆传心络。治以表散上焦热邪，以清咽、透邪、解毒为法。

制方：金银花 9g，连翘 10g，杏仁 6g，菊花 6g，藿香 5g，牛蒡子 8g，僵蚕 6g，芦根 12g，神曲 10g，麦冬 12g，荆芥 9g，防风 6g，甘草 5g。

服药 5 剂后，患者精神好转，自觉症状明显减轻，咽后壁淋巴滤泡变小，仍有少许充血。

继以解毒为主，表散透邪为辅：忍冬藤 30g，浙贝母 6g，丝瓜络 6g，元参 9g，神曲 12g，黄柏 3g，麦冬 12g，前胡 6g，连翘 9g，紫苏梗 9g，杏仁泥 6g，甘草 5g。

继服上药 10 剂后，胸闷气短消失，咽喉壁充血消失，淋巴滤泡明显减少，心电图基本恢复正常。在此方基础上加减用药，调理 1 个月后，所有症状消失。

2. 徐某，女，6 岁半，2018 年 6 月就诊。

现病史：患儿 1 岁后经常发热，气虚乏力，检查心脏略大，心电图提示 T 波改变。西医拟诊病毒性心肌炎后遗症。

触及两颈部有结节，右侧略大，时流鼻血，睡觉打呼噜，经常声音嘶哑，手心灼热，脉弦滑，舌苔薄白，咽后壁淋巴滤泡增生，呈瓷器窑变状改变，此为外邪犯肺，肺气郁闭而邪毒盘踞咽喉，逆犯心包，损伤心肌。以宣肺，表散上焦邪毒，透解中焦邪热，通调"三焦"气机为治。

制方：丹参 15g，郁金 6g，桔梗 8g，石菖蒲 3g，僵蚕 8g，元参 8g，茅根 10g，麦冬 10g，玉蝴蝶 3g，黄芩 6g，蝉蜕 3g，太子参 6g，板蓝根 6g，紫苏梗 6g，连翘 8g，牛蒡子 6g，白通草 3g，赤芍 8g。水煎服。

服药 5 剂后，手心热减，未发鼻出血，上方加茯苓 5g，继用 10 剂。

【按语】丹参、赤芍、郁金合太子参、麦冬、甘草以护心，石菖蒲通达上焦，以理神机，陈皮助开气机，且以和中；以桔梗、玉蝴蝶、僵蚕、甘草、半夏、麦冬、紫苏梗宣肺利咽开上焦；连翘、黄芩、赤芍、板蓝根宣肺解毒。白通草宣肺通大肠，有下引之势，呈升降之功，气机调畅，诸病向愈。

余运用华佗《中藏经》的"蓄毒论"，以"五脏六腑虚实寒热生死逆顺之法""论心脏虚实寒热生死逆顺脉证之法"指导治疗病毒性心肌病，有很多启发。

病毒性心肌炎患者，大多数有外感的病史。心肺同居于胸中，有经脉连属关系，上焦肺中热毒蕴结不得清解，逆传心包，邪毒缠绵心之脉络，不得外出。如果临床上不深究此中病机病理，但见心悸气短，精神不振，便从心气虚，血不养心论治，必然导致气机郁阻，邪毒不得出路，便从上窜犯心肌。

此病例就是温邪上犯，盘踞咽喉，邪久蓄毒，毒碍气机，导致上焦肺络不宣，扰于胸膈，使得心肺之络为邪毒瘀滞，表现为胸闷不畅，脉见郁结之象，特别是咽后壁淋巴滤泡增生由大变小，由充盈变扁平，是邪毒盘踞咽喉散去的重要标志。治疗以表散上焦咽喉、肺部之邪，透散中焦心胸之邪热，清解邪毒，佐加化痰养阴，适时以大量忍冬藤解毒，预防热毒内陷，控制病情的发展。

临床要高度重视表透邪毒，治疗此病如过早养阴，过用寒凉，极易使邪毒蕴结，阻隔气机，邪毒内陷，容易变生其他重症。

（三）治疗急慢性肝炎

肝炎是一种常见病、多发病，缠绵难愈，病症时作时休，与《中藏经》蓄毒论病机相近。《中藏经》说："夫痈疽疮肿之所作也，皆五脏六腑蓄毒不流则生矣，非独因荣卫壅塞而发者也，其行也有处，其主也有归，假令发于喉舌者，心之毒也；发于皮毛者，发于肌肉者，脾之毒也；发于骨髓者，肾之毒也；发于下者，阴之毒也；发于上肢，阳之毒也；发于外者，六腑之毒也；发于内者，五脏之毒也……感于六腑则易治，感于五脏则难廖也。"

肝炎病毒作为外邪侵入人体，邪久蓄毒，毒碍气机。邪毒不得清解大多与邪毒所出之路不畅有关。因此，治疗慢性乙肝，要注重开启邪毒所出之门，扫清邪毒出路上的障碍。

肝炎属中医"黄疸"和"肝郁"两个范畴。黄疸是指黄疸型肝炎，肝郁概指无黄疸型肝炎。黄疸型肝炎分阳黄、阴黄、急黄三类，都与湿浊蕴毒有关。

1. 阳黄：属湿热蕴毒。

主症：面黄身黄，鲜明如橘子色。身热烦渴，胸闷腹胀，胃呆纳差，小便短赤，或大便灰白。

治疗：清热利湿解毒。

制方：加味茵陈四苓散。

茵陈、栀子、白术、茯苓、泽泻、猪苓、车前子、萹蓄、青皮、陈皮、神曲、鸡内金、枳壳、白花蛇舌草。

加减法：如见口淡不渴，恶心，头重脘闷，大便溏泻，苔腻，脉缓，是湿重于热。上方可去栀子、萹蓄，加厚朴、半夏、玉米须。

如见心烦懊恼，大便干，小便赤，苔黄腻或舌苔红而干，是热重于湿，酌加龙胆草、木通、大黄之类。

如恶寒发热，加豆豉、荆芥。

如发热不恶寒，加银花、连翘。

如寒热往来，加柴胡、黄芩。

如胸肋痛，加郁金、木香。

2. 急黄： 大概指肝昏迷之类，其症邪热毒气炽盛，邪毒内传营血，黄疸迅速加重，高热烦躁，神昏谵语，流鼻血，呕血和大便下血。舌绛，苔黄，脉数。

治疗：以清热解毒透窍为主。

制方：龙胆泻肝汤加水牛角、牡丹皮、菖蒲、郁金之类，或用安宫牛黄丸。

3. 阴黄： 属中阳不足，脾胃虚，寒湿阻滞。

临床症状：身目呈黄色，色泽灰暗，身不热，口不渴，小便自利，大便溏泄，舌淡，苔白而润，脉沉迟。

治疗：温阳化湿解毒。

制方：茵陈附子理中汤加减。

茵陈、附子、白术、茯苓、干姜、甘草、厚朴、玉米须。

4. 无黄疸型肝炎： 概指肝郁范畴。

临床症状：胸肋痛胀满，饮食不佳，食后脘胁作胀，身倦无力，肝部增大，扪之疼痛。

治疗：培土疏肝解毒。

制方：逍遥散加减。

加减法：如下午烦热，舌红，加牡丹皮、栀子、大青根。

胀痛，加延胡索、川楝子、郁金。

刺痛，加桃仁、红花。

肝部质地较硬，加夏枯草、鳖甲。

失眠，加酸枣仁、远志。

如病程迁延日久，肾虚烦热，舌红无苔，头晕乏力，胸肋隐痛，脉细数，证属肝肾阴虚。

治疗：滋肾柔肝解毒。

制方：一贯煎或归芍地黄汤加减。

一贯煎：北沙参、麦冬、当归、生地黄、枸杞子、川楝子、白芍、白花蛇舌草。

归芍地黄汤：六味地黄汤加当归、白芍、马鞭草。

【医案举例】

（1）急性肝炎（急黄）

刘某，男，21岁，2012年12月16日就诊。

患者因腹胀胁痛，纳呆、目黄、身黄、小便黄10天来诊。症见身黄目黄如金色，胸胁痛，饮食不佳，小便如浓茶。查体：巩膜、皮肤黄染，肝上界第6肋，下界右肋缘下2cm，腹部膨隆，有移动性浊音。化验检查：黄疸指数52单位，谷丙转氨酶600单位，西医诊断急性肝炎，用保肝药物及支持疗法，症状未见减轻。察其面色呈急性病容，脉象濡数，右大于左，舌尖红，苔黄腻，应为中医急黄病，辨证湿热，毒邪留于肝胆，伤及脾胃，弥漫"三焦"，恐有热毒内陷之虞，急以清热解毒、利湿退黄为治，以茵陈五苓散加减。

制方：茵陈30g，生山栀12g，金银花30g，甘草6g，蒲公英12g，紫花地丁20g，青黛6g，连翘15g，芦根30g，薄荷6g，车前草15g，通草6g，竹茹9g，淡竹叶10g，枳实9g，大黄6g。5剂，水煎服。

患者服药5剂后，以上症状均有好转，腹胀，黄疸均减轻，饮食增加，脉弦数，舌质淡红，苔黄稍腻。继续用前方，再服5剂。后更方调理，病愈。

【按语】急黄以清热解毒去湿为大法，从三方面排出毒邪，一利尿，二通腑，三透表，使"三焦"通畅，邪毒自有出路。茵陈五苓散，为湿热黄疸常用之方。

一是利尿。方中茵陈性寒味苦，有清热、利湿退黄之功效，配以栀子泻火，利"三焦"之湿热。加入滑石、通草、淡竹叶、车前草之类，使湿热从小便而出。

二是通腑。里热炽盛，热易与肠中糟粕互结，取枳实、大黄、青黛、龙胆草泻下清热，再配以清热解毒之品，如蒲公英、紫花地丁、金银花，使糟粕热毒俱下，使热毒无附着之物，又可避免湿热互结，留恋于肠道之中。

三是发汗。以薄荷、连翘、芦根透表之药，配以清热解毒之品，使部分病邪从汗而解。湿热毒邪不仅从小便、大便排出，还可以微汗而解，起到里清表解的作用。

（2）慢性肝炎（肝郁）

王某，男，42岁，2018年3月就诊。

现病史：慢性乙肝，十余年来反复感冒，多次住院，病情未能得到有效控制。时有肋痛，饮食无味，大便时干时稀，谷丙转氨酶200U，尿黄，尿量不多，下肢水肿，腰膝酸软，精神倦怠，不能坚持工作。

患者肝大，舌质红，苔黄腻，脉弦细，证属肝郁。肝有伏邪，邪久蓄毒，毒阻少阳，枢机不利。治宜散邪解毒，通利"三焦"，疏肝健脾，调达气机，用茵陈五苓散合逍遥散加减。

制方：藿香9g，苍白术各10g，柴胡10g，赤白芍各10g，当归10g，桃仁10g，茵陈15g，乌药10g，生薏米30g，砂仁6g（后下），黄连3g，白花蛇舌草30g，土茯苓15g，牡丹皮10g，枳壳10g（麸炒）。

二诊：水肿减轻。尿仍黄，大便溏，每日2次，睡眠略差，舌质稍红不腻。脉弦细。

制方：苍白术各10g，藿香10g，茵陈20g，柴胡10g，防己10g，乌药10g，黄芩10g，黄柏10g，赤白芍各10g，砂仁（后下）6g，茅根15g，芦根15g，半枝莲15g，败酱草20g。

三诊：水肿消退，尿仍黄，又有皮肤红疹，大便溏泻，脉弦细。

制方：丹参30g，藿香6g，郁金10g，柴胡10g，赤白芍各10g，枳壳10g，砂仁9g，黄芩9g。苍白术各10g，半夏9g，黄柏10g，茵陈20g，地肤子20g，牡丹皮8g，白花蛇舌草30g，半枝莲15g。

四诊：大便成形，面有光泽，口微苦，舌红苔薄。

再制方：丹参20g，藿香8g，枳壳（麸炒）10g，郁金10g，赤白芍各10g，砂仁10g（后下），柴胡10g，黄芩9g，茵陈20g，苍白术各10g，半夏9g，黄柏10g，白花蛇舌草30g，半枝莲15g。

以后，每隔 15 天，服用 10 剂。5 个月后，检查肝功能恢复正常，诸症消失，很少感冒，能坚持上班，还能干些家务。

【按语】治疗慢性肝炎，理解《中藏经》的蓄毒理论，要关注久邪蓄毒，毒阻气机，更要慎用攻伐峻补之品。此患者虽然体质较差，但绝不等于一定要使用补益之剂，宜尽快散邪透邪解毒，扫清邪出之路，以藿香、郁金、柴胡、砂仁疏通"三焦"气机；枳壳、半夏、苍白术健脾燥湿；白花蛇舌草、茵陈、黄柏、黄芩、半枝莲清热解毒；丹参活血。邪毒祛，"三焦"畅，肝脾健，则正气易复。

三、华佗阴阳否格论的调枢法则

《中藏经·人法于天地论》说："人者，上禀天，下委地；阳以辅之阴以佐之……阳施于形，阴慎于精，天地之同也。"

脾胃居于中焦，是人体气机升降的枢纽。一身气机的升降调畅在很大程度上取决于脾胃升降功能，脾胃升降一旦失常，则人体清气不升，浊气不降，华佗称之为阴阳否格。

《中藏经·阴阳否格论》说："阳气上而不下曰否，阴气下而不上亦曰否；阳气下而不上曰格，阴气上而不下亦曰格。否格者，谓阴阳不相从也。"

脾胃病及与脾胃相关的疾病在临床上十分常见。阴阳否结，升降失常，中虚气滞，寒热错杂，是中焦脾胃常见的病机。脾胃一阴一阳，一脏一腑，互为表里，以膜系相互关联。脾胃之间，相互影响。胃以降为顺。胃不降则生热，热生痞满，清胃热以除痞满则胃降，以半夏泻心汤、三黄汤加减；脾以升为常，脾气不升，则多生寒，脾寒则湿聚，补脾去湿使脾升湿去，以五苓散补中益气汤和藿香正气散化裁，芳香化湿醒脾健脾升脾。调和阴阳否气，以复升降，行气滞，畅达"三焦"，则寒热可平，湿浊可化。

【医案举例】

1. 慢性腹泻：小承气汤证案

黄某，男，32 岁，公务员，2018 年 6 月就诊。

现病史：腹泻 3 年，多次服用环丙沙星、香连丸、黄连素等药，疗效不显，或在服药期间，泻虽稍止，药停依然。在医院做肠镜，诊断为溃疡性结肠炎，多次保留灌肠治疗乏效。食欲尚可，脐腹部隐隐作痛，大便日行 3～5 次，矢气多而臭秽。

患者体质较壮，面色萎黄，舌苔白腻而厚，微有黄色，脉沉弦而有力。切其脐腹部，板室疼痛。追问病之由来，患者自述乃平素喜食生冷、油腻之物引起。综上所查，乃寒湿积滞，阴阳否格，脾胃升降交阻，运化功能发生障碍。腹泻虽已三载，但根据目前体质、病症、脉象、舌苔分析，仍属实证范畴。寒湿宜温宜化，积滞则宜通宜下，法当温下并施，调阴阳否格，复脾胃升降，健运化生机，以桂枝干姜汤合小承气汤加减。

制方：肉桂 3g，干姜 5g，木香 10g，青陈皮各 6g，焦山楂 10g，炒神曲 10g，川厚朴 6g，生大黄 6g，枳实 6g，茯苓 10g。5 剂，水煎服。

服药 5 剂后，寒湿得化，积滞得下，大便已趋正常，日行 1 次，脐腹隐痛也有所缓解，舌苔已转化为薄白。原方加太子参 10g，继续服用 5 剂，并嘱咐勿食生冷油腻之物。三年沉疴，一旦解除，至今良好。

【按语】方中肉桂、干姜温中散寒止痛，以治沉寒痼冷；厚朴燥湿，以消胀满；大黄攻下，荡涤污秽；枳实、青皮理气消积导滞；木香、陈皮理气止痛和胃；山楂、神曲消食止泻，茯苓健脾渗血，渗湿止泻。合而用之，有温化寒湿、推荡积滞、理气和胃、消食化积之功效。寒湿化，积滞除，阴阳复常，则沉疾并去。

2. 胃肠病：香砂六君子汤合痛泻要方证案

罗某，男，42 岁，2018 年 11 月 12 日就诊。

患者因反复胃脘胀满，大便溏泄，加重两月余。症见脘腹胀满，不思饮食，淡而无味，时有恶心欲吐，体倦乏力，多梦易醒，腰腿困重，下肢微有浮肿，舌质淡红，舌苔白腻，脉缓，西医胃肠镜检查，未见异常。中医辨证阴阳气痞，脾胃失和，湿困中焦。以和调阴阳否结，芳香化湿醒脾，行气清热调胃，复其升降之功。治以香砂六君子汤合丹参饮加减。

制方：炒苍术 12g，白术 10g，炒薏米 24g，猪苓 15g，茯苓 15g，泽泻 10g，炒山药 15g，木香 6g，炒枳壳 10g，丹参 20g，陈皮 6g，赤白芍各 10g，藿香 6g，黄连 3g。5 剂，水煎服。

服药 5 剂后，大便成形，饮食有加，呕吐恶心好转。仍易醒多梦，时有乏力。

用上方去泽泻，加党参 6g，半夏 9g，继续服用 15 剂，诸症痊愈。一年后，患者前来就诊，言再未犯病。

【按语】此案为阴阳之气否阻，脾胃升清降浊之功失调，湿浊盛则泄泻，取香砂六君子汤以补中益气，白术、白芍、木香，有痛泻要方之义，以和脾胃之机，山药、黄连调中化湿，藿香芳香而化湿浊。诸药合用，复其脾胃升降之机，阴阳气和，湿浊化去，则病可除也。

3. 五更泻：附子理中汤证案

黄某，男，49 岁，2017 年 10 月就诊。

现病史：5 年来，每日晨起，必腹痛泻泄，泻后痛减，食减胃胀，脐下隐痛，大便稀薄，多为完谷不化，每日三五次不等，时轻时重。

无脓血及里急后重，现疲劳乏力，性欲减退，小便清长，脉象沉细，舌胖质淡苔白。四诊合参，乃脾肾虚寒之象。治以温阳益肾，益气健脾，固肠止泻，附子理中汤加减。

制方：党参 12g，黄芪 12g，白术 12g，制附子 6g，干姜 5g，肉桂 3g，补骨脂 10g，吴茱萸 3g，五味子 6g，肉豆蔻 10g，益智仁 10g，大枣 5 枚。10 剂，水煎服。

服药 10 剂后，大便次数逐渐减少，每日 1～2 次，但晨起仍先大便，稍成形，腹痛胀已减，疲劳乏力有所好转。继续用上方 21 剂，大便转为正常，1 日 1 次，但软而不实，饮食增加，精神转佳。后以丸药善后，附子理中丸，早服，四神丸，晚服。调理 3 个月，是告痊愈，至今两年没有复发。

【按语】本病为受寒而起，中阳不足，脾失健运，不能输化水谷，引起腹泻。病程日久，导致肾阳虚衰，命门之火不足，则不能温养脾胃，腐熟水谷，食减便溏，完谷不化。《黄帝内经》曰："浊阴在下，则生飧泄；清阳在上，则生膜胀。"《中藏经》称之为"阴阳否格"。方中党参、黄芪、白术益气健脾，干姜、吴茱萸温中散寒，附子、肉桂温壮肾阳，散下元之虚寒，补骨脂补命门之火以温阳。益智仁温而止泻；肉豆蔻温肾暖脾，涩肠止泻；五味子酸敛固涩，大枣补脾养胃，为佐使药。合而用之，能使肾阳暖，命门火恒温。命门火旺，则能助脾腐熟水谷，又能使脾气健充。脾得健运，自能腐化水谷之精微，阴阳复顺，清浊分而泄泻止。

四、华佗人法天地论的临床格局

阴阳否结，升降失常，中虚气滞，寒热错杂，是中焦脾胃常见的病机，脾胃病及与脾胃相关的疾病在临床上十分常见。脾胃一阴一阳，一脏一腑，互为表里，以膜系相互关联。脾胃之间，相互影响。胃为阳，以降为顺。胃阳不生则生热，热生痞满，清胃热以除痞满则胃降。

《中藏经·阴阳大药调神论》说："天者，阳之宗，地者，阴之属。"

天地间月相的变化对月经的影响，中医学认识是很早的。

《素问·八正神明论》记载："月始生，则血气始精，卫气始行；月郭满，则血迹实，肌肉坚；月郭空，则肌肉减，经络虚，卫气去，形独居。是以因天时而调血气也。"

上弦前后月经多来潮，月朔是月始升的阶段，人体气血的运行就比较缓慢，月经来潮减少。女性月经的周期多为28天，应周天二十八宿。在月经后期，阴气盛而阳气少，阳气始升，而阴气下降。现代医学研究认为经后期即卵泡期，垂体及卵巢激素均由少到多分泌，形成斜形上升的趋势。黄体生成激素（LH）、促卵泡成熟激素（LSH）、雌激素（E）等维持在低水平；而孕酮（P）几乎测不到，在排卵期突然大量释放。黄体生成激素（LH）、促卵泡成熟激素（FSH）、雌激素（E）迅速上升，孕酮（P）较前数倍增加，子宫内膜逐渐增生。这种经后期性激素水平，有自少渐多的变化现象，和华佗"人法天地"的思想是一致的。

《中藏经·人法于天地论》说："人者，上禀天，下委地；阳以辅之，阴以佐之……阳施于形，阴慎于精，天地之同也。"

在月经后期，对患有妇科疾病，月经周期紊乱，黄体生成激素（LH）、促卵泡成熟激素（FSH）经测定血中浓度较低者，可用温肾养精养血之品，以温经汤为主方，酌加杜仲、菟丝子、桑寄生、川续断等阴中求阳，生精益气。

在排卵期，阳气盛，阴精旺。研究发现，LH分泌的增加促使成熟的卵泡排卵，孕酮P值迅速上升，如果此期阳气衰微，不能有效排卵，不容易受孕，要用温阳之药，兼顾活血之药，以胶艾汤、五子衍宗丸等加减，使基础体温由单向变为双向。还可以增加孕酮分泌及相应延长黄体期，提高排卵期的受孕率。

进入月经期，此期为月经周期的第 25 ～ 28 天，宫内膜剥脱，表现为月事来潮。下丘脑释放黄体生成素释放激素，刺激下垂体释放促卵泡成熟激素、黄体生成激素，促使卵巢分泌雌激素和孕酮，阴极生阳，同时又开启了下一个循环周期。

进入经后期，根据妇女经期的自觉症状，或补而固之，或通而行之，使月经如期，以胶艾汤、温经汤加减，酌加女贞子、白芍、鸡血藤、旱莲草等益阴之品，目的是改善症状，使月经如月循环之常态，师华佗"天合于人，人法于天"的思想，是调理月经紊乱、不孕不育的重要切入点。

【医案举例】

1. 血崩（功能性子宫出血）

王某，女，36 岁，已婚，2009 年 12 月 18 日就诊。

现病史：经水先期量多，两个月以来加重，近 10 年经期一直超前，量偏多。近 2 个月以来，经量很多，颜色暗红，质稀。近 3 个月基础体温呈双相型，黄体期过短，西医诊断：排卵期功血。刻下：郁郁寡欢，月经于 12 月 14 日先期而至，淋沥不断，量偏多，色暗红，有血块，心慌少寐，头昏目眩。

患者面色萎黄，脉象沉细弱，舌淡胖，此在行经期，属阳虚冲任不固，不能摄血，治以补阳气，益阴血，固冲任。胶艾汤加减。

制方：党参 10g，半夏 9g，麦冬 10g，吴茱萸 3g，白术 10g，桂枝 6g，旱莲草 10g，赤芍 10g，艾叶炭 6g，女贞子 10g，白芍 10g，牡丹皮 9g，阿胶珠 10g，三七粉 3g（冲服），甘草 5g。5 剂。

经血止后，服归脾丸及五子衍宗丸各 10g，每日 2 次，10 天。

2010 年 1 月 28 日来诊：月经于昨日按时来潮，量不多，头昏乏力，小腹坠胀。舌淡红，舌苔脉象如前，此时为腊月十四，月近圆郭，仍以补阳益阴法调治，依原方出入 5 剂。

2010 年 6 月随访，月经一直正常。

【按语】功能性子宫出血属于中医学"崩漏"范畴。宋代严用和《济生方》云："崩漏之疾，本乎一症。轻者谓之漏下，甚者谓之崩中。"宋代《太平圣惠方》中有"妇人崩中之病者，是伤损冲任之脉"之说。《诸病源候论》卷三十八："崩中之状，是伤损冲任之脉。冲任之脉皆起于胞内，为经脉之海，劳伤过度，冲任气虚，不能约制经血，故忽然崩下，谓之崩中。崩而内有瘀血，故时崩时止，淋沥不断，名曰崩中漏下。"

此人久瘀而滞，导致冲任气虚，不能统制经血。肾为封藏之本，受五脏之精而藏之，肝主藏血，有储藏和调节血量之用，肝肾为冲任之源，故称肝肾同源。《金匮要略》云："妇人有漏下者，有半产后因续下血都不绝者……胶艾汤主之。"阿胶甘平，为血肉有情之品，能补肝肾，调冲任，益精血，使其阴气内守，凝血止血。艾叶苦燥辛散，芳香而温，补命门以暖子宫，香达肝脾。

白芍、旱莲草、女贞子、麦冬滋阴养血；党参、甘草补脾；桂枝、吴茱萸温下焦命门之阳；牡牡丹皮清热凉血；艾叶取炭，又有止血塞流之功。再据农历月象，法华祖天人合一之思维，融固本、澄源、塞流三法为一体，其病可愈。

2. 不孕症

程某，女，32岁，教师，已婚，1998年10月23日就诊。

现病史：婚后4年，从未怀孕，月经周期，20天1次，7天干净，量少，颜色暗黑。经行期间小腹作痛，昼轻夜重，经期前后面部浮肿，小腹胀，腰痛，大便不畅。经期前乳房胀痛，末次月经为11月13日来潮，7天干净。

舌苔薄，白腻，脉细，8月、9月、10月3个月，连续测量基础体温呈单向。妇科检查，宫颈黏液检查无结晶，此时是月经后期（卵泡发育期），经水刚干净，内膜脱落后，精血耗伤，血海空虚。根据华佗天人相应学说，此时是属阴阶段，以滋补肾阴、涵养冲任为主，所谓静能生水，只有肾中真阴充实，才能产生天癸，天癸盛，则月经按时来潮。此日为农历戊寅年九月初四，乃月缺之时，治以益肾阴，调冲任。

制方：大熟地黄15g，当归10g，茺蔚子15g，炒川续断9g，怀山药15g，枸杞子15g，菟丝子15g，肉苁蓉9g，鸡血藤15g，女贞子15g，怀牛膝10g，麦冬10g，紫河车5g（研吞）。10剂。

1998年11月5日来诊。上方服后，测基础体温升高5天，未感不适，脉细有滑象，此时为排卵后期，再治以补益肝肾，助阳益阴。前方去鸡血藤，加黄芪15g，炒杜仲10g，淫羊藿15g。5剂。

1998 年 12 月 6 日来诊。月经来潮，量中等，颜色红，基础体温呈双相，为排卵性月经，此期为农历十一月十八日，月满渐亏，应用阴阳双调之法，四物汤合逍遥散加减。

制方：党参 12g，赤芍 10g，白术 9g，茯苓 15g，山药 12g，熟地黄 15g，麦冬 10g，佛手 10g，川续断 10g，桑寄生 15g，益母草 15g。10 剂。

以后月经调而怀孕。

【按语】月经病和不孕症可表现为各种各样的症候群，虽然复杂多变，但离不开冲、任、督三脉。

《素问·阴阳别论》云："二阳之病发心脾，有不得隐曲，女子不月。"《灵枢·玉版》云："人之所受气者，谷也。谷之所注者，胃也。胃者，水谷气血之海也……胃之所出气血者，经隧也。"以上所言，脾胃为后天气血生化之源。若有难言之隐，心情郁闷，思虑过甚，致使冲任气血失调，精髓之血运行无序，督脉主一身之阳，任脉主一身之阴，冲脉调中，循环往复，维持着阴阳气血的相对平衡。任督二脉为阴阳气血的总汇，和月经周期息息相关，月经周期与月亮周期及天地阴阳也息息相关。

师从华佗人法天地的思维，根据农历月亮圆朔，月经的经后期、经前期、经期等不同时期的阴阳变化，调节阳督阴任和冲脉，以四物汤加减。当归甘温补散，既能补血，又可活血；熟地黄甘温，味厚，质阴而润，既能滋养阴血，又可补血益阴；肉苁蓉纯阳而润，补益肝肾，以调冲任之功。自然能调治脏腑气血阴阳平衡，以解决复杂的月经不调和不孕不育等临床问题。

3. 经断前后诸证（更年期综合征）

尚某，女，54 岁。

现病史：头昏，目眩，失眠多梦，心悸，易出汗，动则气短，饮食不佳，大便溏泻，稍微运动则症状加重。在外辗转 5 个月，病情未见明显好转，于 1994 年 5 月前来就诊。

患者来诊时由家人搀扶，行走则气喘吁吁，面色少华，四肢不温，舌淡胖，苔薄白，舌尖微红，口微渴，脉象沉细。患者自述经水尚来，白带多而清稀，如果每次足冷达到膝关节时，则必然发热，多汗。食欲不佳，行动则气跟不上，头晕眼花。

据《中藏经·人法于天地》所说："人者上禀天，下委地，阴以佐之……

阳施于形，阴慎于精。"此妇人年过半百，阴精不足，虚实夹杂，法天地之理，扶阳滋阴为治，以理中汤合二仙汤加减。

制方：党参24g（米炒），白术10g，当归16g，巴戟天12g，黄柏8g，仙茅16g，知母9g，山药30g，泽泻16g，淫羊藿12g，干姜3g，炙甘草6g。

二诊：服药3剂后心悸气短、便溏诸症均有所减轻，饮食增加，继续用原方5剂。

三诊：不用家人照顾，能独自来就诊，自己表述，畏寒肢冷、汗出均已减少，大便成形，仍多梦，舌尖红已退，口不渴，脉见和缓之象。

制方：当归15g，巴戟天15g，仙茅15g，淫羊藿15g，山药30g，茯神20g，枣仁15g，白术10g，砂仁6g，陈皮8g。

四诊：上方服用5剂后，足冷畏寒已除，失眠好转，梦亦减少，饮食已觉香甜，动则气喘明显缓解，白带亦有所减少，守方继服5剂。

五诊：诸症均已缓解。归脾汤加减，以善其后。

黄芪30g，党参20g，白术10g，茯神15g，山药30g，当归20g。10剂。

1995年2月，患者因与家人生气，以上诸症又有所复发，但情况较轻，并伴有胸肋胀痛，精神不济，舌淡苔薄白，脉象弦细。

制方：柴胡10g，枳壳10g，木瓜10g，当归16g，山药30g，仙茅15g，佛手10g，丹参20g，淫羊藿15g，甘草6g。

复诊：上方共服5剂，肋痛消除，经水已止，诸症消除，继服前方，以善其后。

【按语】本病属经断前后诸证（更年期综合征），患者年逾半百，阴精不足，天癸已显衰相。宗华佗法天贵地之理，以理中汤温中焦，健后天之脾；二仙汤顾肾之天癸，加山药、泽泻，理中焦，调下焦，固带脉，固先天之肾气。数剂即收效，病症减轻，以后见失眠梦多，为血不养神之故。以调气养血安神，引血归脾之法而收效。后虽复发，有上法可循，故能很快康复。

五、论五脏六腑寒热虚实临床见证

《中藏经·论五脏六腑虚实寒热生死逆顺之法》："夫人有五脏六腑，虚实寒热，生死逆顺，皆见与形证。脉气若非诊察，无由识也。虚则补之，实则泻之，寒则温之，热者凉之。不虚不实，以经调之，此乃良医之大法也。"

五脏分论，最早在《内经》的"风论""痹论""痿论""咳论"等篇中，有零散的记载。华佗在继承《内经》和《难经》的基础上，完整地总结了五脏分论脏腑辨证，开启了宋代钱乙儿科脏腑辨证的先河。

《中藏经·论五脏六腑虚实寒热生死逆顺之法》说："夫人有五脏六腑，虚实寒热，生死逆顺，皆见与形证。脉气若非诊察，无由识也。虚则补之，实则泻之，寒则温之，热则凉之。不虚不实，以经调之，此乃良医之大法也。"

余灵活运用华佗五脏六腑寒热虚实辨证，结合儿科临床实践，获得了较好的临床疗效。儿童在生理病理上有不同于成人的特点，小儿为少阳之体，肌肤嫩弱，形气未充，五脏六腑，成而未全，全而未壮，肺气易虚，脾常不足，易受外邪侵袭。

小儿卫外功能较差，容易受到外邪侵袭，所以呼吸道疾病频发，又容易引起其他脏腑的病变。外邪犯肺后，长期稽留不去，导致病情迁延。

肺为清虚之体，外邪袭表，肺卫受伤，宣降失司，若肺气畅，则呼吸通畅，嗅觉灵敏。若外邪留连，肺气不宣，肺胃郁滞，上扰清窍，多见鼻塞流涕，咳嗽咳喘。肺胃虚损后，又容易为外邪所乘，从而导致反反复复，日久难愈。

小儿肺胃病变，往往是本虚标实，虚实夹杂，以宣散肺气、健脾。

【医案举例】

1. 咳喘（肺系病）

魏某，男，4岁，2017年3月7日就诊。

因发烧、咳喘1天就诊。患儿于3月6日下午开始发热咳嗽，咳喘就诊。症见发热，体温38.9℃，喉中痰鸣，咽部充血，咽后壁淋巴滤泡增生，口唇青紫，大便干，小便黄，胃口不佳，双肺呼吸音粗糙，右肺可闻及细小水泡音，舌尖红，苔薄黄，脉滑数。血常规检查白细胞$18.6×10^9$/L，中性粒细胞78%，淋巴细胞19%。胸透两下肺纹理增多模糊。诊断支气管肺炎。中医辨证为外邪犯肺，肺气上逆。以宣畅肺气，透热化痰为治。

制方：炙麻黄3g，杏仁泥6g，炒山栀3g，黄芩3g，连翘6g，炙枇杷叶9g，炒牛蒡子6g，浙贝母9g，桔梗6g。

患儿服药 3 剂后，病情明显减轻。热退，晨起有微微咳嗽，痰减少，睡眠佳，咽部淋巴滤泡缩小，手心仍有余热，两肺未闻及干湿啰音。继续表宣肺气，透热化痰。

【按语】患儿症状为华佗论"五脏六腑寒热虚实"之肺实热也。方中麻黄宣肺平喘；杏仁辛温宣肺，既可苦泻润降，又能润肺除痰，润燥下气，桔梗味辛性平，能升降，开提肺气，祛痰止咳；连翘、牛蒡子宣上焦肺气，以散外邪；黄芩、炒栀子清泻肺热；枇杷叶、浙贝母宣肺透热化痰，药虽轻剂，的证而见功。

2. 小儿摇头症（脾胃病）

刘某，女，9 个月，2018 年 10 月 6 日就诊。

患儿头左右摇摆无休止，犹如货郎鼓一般，已经两个月，多方求治无效。形体瘦弱，面色㿠白，倦怠不玩，纳差不欲饮食，大便每日 2～3 次，舌质淡红，苔薄白腻，指纹淡红。患儿系人工喂养，饥饱不均，后天又失其调养，此乃脾气虚弱，肝风内动，血不养肝。治以健脾补气为主，佐以养血息风。

以四君子汤加味：党参 6g，白术 6g（土炒），茯苓 6g，山药 6g，粳米 6g，炒扁豆 6g，砂仁 2g，炒薏仁 6g，陈皮 5g，当归 6g，钩藤 5g，桔梗 3g，天麻 9g，炒麦芽 9g，炙甘草 5g，大枣 3 枚。3 剂。

浓煎少量频服，少进食油腻厚味，饮食以清淡易消化之物为主。

二诊：服药后，患儿食欲增加，舌白腻苔消失，此乃湿浊已化解，原方去茯苓、扁豆、薏仁，继服 3 剂。

三诊：头摇摆已有休止之时，摆动频率也明显减少，大便正常，说明药已中病，继服上方 3 剂。

患儿在小儿科多次就诊，考虑为脑神经疾病，曾用西药治疗无效，现改服中药而见功。患儿因人工喂养，饮食失节，内伤脾胃，脾胃不健，化源减少。肝为藏血之脏，体阴而用阳，化源减少，引发肝血不足，无以养肝，于是化生内风，风性上动而振摇，致头左右摇摆不停。

审证求因，以《中藏经》五藏虚实论所说，病本在脾胃，诸症皆因脾胃虚弱所致，故治以补气健脾为主，以化生源，佐以养血息风之品，以健脾四君子汤方加减而获痊愈。方中党参、白术、茯苓、甘草，为四君子汤。取名君子汤，有谦冲之意，脾胃健则气充，气充则阳和阴布。配以薏米、扁豆、砂仁可健脾益胃，渗湿降浊。配山药、薏米，能平补脾胃之阴，桔梗载诸药上浮，以强健脾胃，益气升清。再配伍陈皮，调气行滞。诸药合和，调理脾胃升降之机，有补气健脾宜胃之良效。

【按语】小儿摇头症，是喂养失宜，伤及脾胃所致。《灵枢·营卫生会》指出："中焦亦并胃中，出上焦之后，此所受气者，泌糟粕，蒸津液，化其精微，上注于肺脉，乃化而为血……"《灵枢·决气》说："中焦受气取汁，变化而赤，是谓血。"可见"脾为气血生化之源"，患儿脾胃损伤，化运不健，以致血虚，故见面白、舌质、指纹淡红等血虚之症。血虚无以养肝，肝风内动，上行头部振摇，故此治疗必先生血，生血必先强健脾运，求其本仍在脾胃，脾运健，化源足，肝血亦旺，内风息而头摇自止，故曰治病必求于本。

3. 新生儿湿疹（心胃合病）

胡某，男，6个半月，2017年6月来诊。

患儿出生后1周，前额及眼眶周围出现散在小丘疹，色红，诊断为"新生儿湿疹"。外敷各种膏剂，内服抗过敏药（氯雷他定冲剂）及维生素B、C治疗。丘疹时多时少，未能根除。

检查患儿前额、眼眶周围、两颊部、口唇周围及颈前部均有鲜红色丘疹，弥漫成片，有抓痕，部分伴有渗出液，糜烂。患儿口水多，常常烦躁不安，小便黄，食欲不佳，喜冷饮，舌质红，舌苔黄腻，指纹紫红色暗。询问病史，发现其母亲怀孕时，正值暑天，且喜欢吃火锅辛辣之物。此为暑热熏蒸，湿热郁滞，心胃火热，治以凉血活血，清利湿热为主，兼清热泻火。

制方：生地黄6g，牡丹皮6g，赤芍6g，紫花地丁9g，金银花9g，连翘9g，山栀3g，淡竹叶3g，木通3g，牛蒡子6g，荆芥6g，薄荷3g，蝉蜕3g，甘草2g。3剂。

3剂后，疹色减退，烦躁减轻，渗出液亦有所减少，继以前方加减。

生地黄6g，赤芍6g，牡丹皮6g，淡竹叶3g，木通3g，葛根6g，蝉蜕3g，茯苓3g，荆芥3g，薄荷3g，川黄连3g，苍术6g，苦参6g，山楂6g，甘草2g。12剂。

服药两周后，丘疹逐渐减少，疹色变为淡红，无明显渗出液，饮食明显好转，能安静玩耍，现偶然有瘙痒，舌质红，苔薄，继续以益气养阴，清热疏风为治。

制方：太子参 9g，麦冬 6g，知母 5g，石斛 6g，生地黄 6g，丹参 6g，赤芍 6g，牡丹皮 6g，薄荷 3g，蝉蜕 3g，鲜芦根 6g，桑叶 3g，神曲 6g，甘草 2g。

以上方加减调理两月，至今未见复发。

【按语】《素问·至真要大论》说："诸痛痒疮，皆属于心。"心主血脉，其华在面。心火亢盛，血分有热，心火上炎，发疹于面部，疼痛瘙痒。《中藏经·论心脏虚实寒热生死逆证脉证之法》说："心者，五脏之尊，号帝王之称也，与小肠为表里，神之所舍，又主于血，属于火，旺于夏，手少阴是其经也。"太过则令人身热而骨痛。

《中藏经·论脾脏虚实寒热生死逆顺脉证之法》说："脾者，土也，谏议之官，主意于智，消磨五谷，寄在其中，养于四旁，王于四季，正王长夏。与胃为表里，足太阴是其经也。"

脾主肌肉，开窍于口，与胃相表里，胃热内蕴，患者出现肌肤斑疹红赤，治以生地黄、知母、牡丹皮、黄连清心火，凉血活血，导热下行，再兼用石斛、麦冬、甘草清胃热，丹参、赤芍、神曲、芦根凉血散瘀利湿，湿热久蕴，耗气损阴，继续益气滋阴而收效。

六、多法并用施临床

伤寒，温病，经方，时方，很多人各执己见，莫衷一是。实际临床上需经方，则经方，需时方，则时方，大多是经方头，时方尾，以实际解决问题为准。

（一）经方，时方，实用为方

明清时期，温病学兴起，临床上形成以《伤寒论》为主的经方派和以宗温病学为主的时方派。

伤寒，温病，经方，时方，很多人各执己见，莫衷一是。实际临床上需经方，则经方，需时方，则时方，大多是经方头，时方尾，以实际解决问题为准。

我在临床上曾治一患者，男性，29 岁，发热 1 个月，刚发病时，外院医生根据其寒热往来，口苦咽干，恶心呕吐，脉弦数等症状，诊断为伤寒少阳证，以小柴胡汤加减，3剂后，寒热如故。又换一医，此医考虑到其发热月余，阴液暗耗，按肺热阴伤症治疗。患者服用3剂后，病情不减，体温高达39℃，遂来我处就诊。察其脉，虽弦微数，但有滑象，舌苔薄腻，细问有身困乏力之候，以手触其胃脘部有热感。以华佗"三焦"辨证法，辨证为湿阻中焦，"三焦"气滞，郁热缠绵，以芳化透湿，淡渗利湿，辛苦清热燥湿为治。

制方：藿香10g，僵蚕10g，苍术10g，紫苏梗10g，豆豉10g，半夏10g，炒栀子10g，生薏仁30g，滑石20g，黄芩9g，连翘15g，砂仁6g，蝉蜕10g。3剂，水煎服。

3剂后，患者体温降至36.8～37℃，寒热症状消失。

此患者前期失治，医者只看到其寒热往来，口苦咽干的少阳表现，就诊断为伤寒少阳证。殊不知，少阳征象，伤寒有之，温病有之，杂病有之，伤寒少阳征象为邪正交争于表里之间，为阳气郁而不伸，临床上没有舌苔薄腻等湿浊之象，治疗上以和解表里，生发阳气为主，此病为中焦湿阻，其治疗上以分消"三焦"上下，疏利和解之。以紫苏、豆豉、连翘开上焦肺气；藿香、薏仁、黄芩、炒栀子、砂仁、苍术清中焦郁热，芳化透湿；滑石泻下焦湿热，淡渗利湿；僵蚕、蝉蜕升降气机，"三焦"分消，则邪散矣。

清代名医徐大椿曾讲："欲治病者，必先识病之名，能识病名，而后求其病之所由生，知所由生，又当察其生之因各不同，而病状所由异，然后考其治之法。"所以临床上，不要拘于伤寒经方派、温病学说，而以临证效佳、解除患者病痛为原则。

【医案举例】

1. 角膜炎（麻黄附子细辛汤证）

尚某，男，36岁，2017年1月16日就诊。

现病史：患者两周之前，突然左眼羞明，流冷泪，疼痛难忍，并伴有左侧头痛，在某医院诊为"左眼角膜炎"，用西药、中药并配合滴眼液，效果不显。

检查：左眼视力0.3，混合性充血，颜色淡红，角膜水肿，眼科裂隙灯检查有树枝样浸润，询问头顶仍闷痛，目虽痛但不甚剧烈，流冷泪，面色发白，浮肿，畏寒怯冷，气短，小便不利，脉沉而小。《金匮要略》云："皮水，身目浮肿，气短，小便不利，脉沉而小者，麻黄附子甘草汤主治之。"此乃少阴虚寒所致目病，急以温阳散寒之麻黄附子甘草汤治之。

制方：麻黄 6g，附片 15g（先煎 30 分钟），甘草 9g。3 剂。

服用 3 剂药后，流冷泪、羞明、疼痛减轻，畏寒明显好转，小便增多，方症相合，继续服 5 剂，视力恢复至 1.0，诸症悉除。

【按语】角膜炎，多为病毒性，为中医"风轮黑睛翳障"范畴。通常以清泄肝胆，脾胃湿热为治。本证为少阴寒邪凝滞，经络壅塞，虽有目痛，但不剧烈，充血淡红，泪冷，面白，怯冷，皆为虚寒之象，少阴水寒，致厥阴肝木无以容目，故以麻黄细辛甘草汤治之，则少阴寒水得化，厥阴风木可温，厥阴肝木不虚冷，诸症自愈。

2. 头痛（乌梅丸证）

施某，男，46 岁，2017 年 7 月就诊。

现病史：两年来时常头痛欲裂，不思饮食，头痛时呕吐，泄泻，四肢无力。

检查：患者身瘦如柴，少气懒言，头痛以头顶部为甚，头痛时伴有渴饮下利，饮后又大吐不已。舌根部苔白厚腻，两寸口脉浮大，关弦，而尺微弱，脉证合参。此乃风邪侵犯厥阴，而导致上热下寒，寒热夹杂之证，拟以乌梅丸加味。

制方：乌梅 30g，黄柏 6g，桂枝 5g，附片 5g，细辛 6g，党参 12g，吴茱萸 10g，生姜 10g，干姜 8g，黄连 12g，花椒 3g，当归 3g，大枣 8 枚。水煎服，3 剂。

3 剂后，头痛、口渴、呕吐均减少，再用 2 剂。

2 剂后，下利不作，饮食转佳，继服 3 剂。

3 剂后，口渴、吐泻均除，能进少量饮食，舌质转淡红，脉象均匀弦细。现感受风寒，鼻塞流涕，原方去吴茱萸，加荆芥 10g，2 剂后，头痛消失，饮食佳，精神健旺，面色转红，舌质正常，病告痊愈。随访 2 年，工作如常，未见复发。

【按语】《素问·六微旨大论》云："厥阴之上，风气治之。"此病发于夏季，正是肝木交于心火主令之时，也符合《素问·诊要经终》"五月六月……

人气在头"之说。肝木乘脾土，则饮食不佳。风邪耗气伤血，四肢无力。饭后大吐，是厥阴之气上逆。身瘦如柴，少气无力，脉微弱，舌尖红是虚火上炎。要引火归元，温脾暖肾，饮食佳则精神旺盛。方中黄连、黄柏能去心火，花椒、附子能温下寒。干姜温胃，桂枝、细辛温经散寒。党参、姜、枣开脾助胃，补益气血，吴茱萸镇纳以止呕吐，乌梅味酸泻肝补肝，当归补血养血。方证相和，疗效尚佳。

3. 复发性鼻息肉（补中益气汤证）

戴某，女，32岁，2018年9月13日就诊。

现病史：患鼻息肉，手术摘除3次，现又复发，请求中医调治。

检查见右侧鼻内有一黄豆大、表面凹凸不平的灰白色息肉，患侧鼻塞，流白色鼻涕，面色萎黄无光，心悸气短，疲倦乏力，舌苔淡白，脉细弱，四诊合参辨证为脾肺气虚，津液失于输达，痰湿凝结于鼻甲。治以健脾益肺，去湿化痰，芳香开窍，取补中益气汤加减。

制方：黄芪30g，白术12g，党参12g，当归12g，升麻6g，柴胡9g，苍耳子9g，陈皮6g，白芷9g，辛夷6g，薄荷6g，甘草6g，僵蚕10g，南星9g。9剂，水煎服。

10天后复诊，息肉明显缩小，流白色鼻涕等症状基本消失。前方继续服用6剂。

服药6剂后来诊，息肉处唯有不平，患侧鼻黏膜转为红润，其余症状消除。停药观察，嘱咐每月复诊1次。如期复查3次，均未见复发迹象。

【按语】本病例鼻息肉为病之标，脾肺气虚为病之本，虽三次摘除息肉，只能治标，不能求其本，故三次术后复发，拟补中益气汤，健脾补中，益气升阳，使脾气健而肺气实，病本得固，再加白芷、苍耳子、辛夷等芳香开窍之药，宣发肺气，通利鼻窍；僵蚕、南星、通络开结，燥湿化痰，消散息肉。故能标本兼治，疗效尚称人意。

4. 羊水过多（胃苓散证）

段某，女，26岁，2018年10月就诊。

现病史：第一胎孕33周，B超提示羊水过多，妇科检查，子宫底剑突下三指，腹壁紧张，胎儿头部有漂浮感，水震盈感阳性，宫高34cm，腹围96cm，下肢轻度水肿。患者自觉腹胀明显，呼吸困难，头晕心悸，饮食不佳。

五心烦热，小便不利，平时和怀孕之初，就经常怕冷，夜尿多而清长。

检查见面色苍白，舌淡苔薄，舌边有瘀点瘀斑，舌下络脉淡紫粗胀，脉细数，证属阳虚失运，水停，血虚，血瘀。治以温阳，利水补血化瘀，方用五苓散合四逆散加减。

制方：当归、白芍、白术、茯苓、猪苓、泽泻、肉桂、附片、大腹皮、陈皮。5剂，水煎服。

5剂后，尿利，腹胀减，但口干，余无变化。原方去附片，加生地黄、地骨皮、车前子。5剂后腹胀大减，呼吸平稳，饮食增加，五心烦热减轻，腹围94cm，宫高30cm，胎心、胎位正常，自觉无不适感，后行剖腹产术，取出于正常男婴，重2.8kg。

【按语】此人平素阳虚水滞，怀胎后又有血虚、血瘀。古人云"血不利，则为水"，水湿停聚，能引起血瘀，血瘀往往导致水湿停滞，故以五苓散健脾利水，四逆汤温固阳气，再加当归补血活血。诸药合用则阳光普照，水湿去，血瘀散，宫内平安。

5. 卵巢切除后功能紊乱（当归芍药散证）

刘某，女，46岁，2017年5月10日就诊。

三年前，卵巢囊肿而做卵巢切除术后，经常腹部胀满不适，时而作痛肠鸣，大便时泻时结无规律，有时一日泻七八次，有时五六日不解大便，且伴腰疼。经多方治疗，未见显效。来我处就诊，检查见舌质暗红，苔薄白腻，脉弦缓，腹部切诊，左侧腹部压痛，未触及包块，肠鸣音亢进。实验室检查，胃肠镜检查，均无器质性病变，大便常规阴性。四诊合参，辨证为肝郁脾虚，气血凝滞。治以当归芍药汤加减。

制方：当归20g，白术12g，赤芍12g，白芍12g，川芎12g，茯苓15g，泽泻10g。7剂，水煎服。

服药7剂后，腹部胀痛肠鸣、腰痛等症消失，大便正常而有规律。腹部切诊，左侧腹部亦无压痛，肠鸣音正常。随访一年，未见复发。

【按语】当归芍药散出于《金匮要略》，原用于治疗妇人因妊娠脾虚肝郁、肝脾不和而致的腹中痛。此例腹部手术也属于损伤，可导致气血、脾胃受损，而且术后多伴有气血郁滞，遂出现上述病症。

6. 痹症（甘草附子汤证）

孙某，男，52岁，2014年12月13日就诊。

患者久居湿地，感风寒后，四肢骨节沉困疼痛，步履艰难。近3个月以来，每逢阴雨天气，则四肢腰背酸痛，转侧困难，步履维艰，畏寒喜温，饮食不纳，大便溏泻，舌质淡苔薄白，脉沉细无力。证属阳气虚衰，寒湿凝滞，经脉不利。治以温阳化湿，散寒通络，以《伤寒论》甘草附子汤加减。

制方：淡附片15g，桂枝10g，炙甘草6g，白术10g，防己10g，当归12g，豨莶草15g，鸡血藤15g，泽泻15g。7剂，水煎服。

服药7剂后，疼痛大减，饮食增加，可自行来诊。原方加黄芪15g，继续12剂，后疼痛消失，能运动自如。

【按语】久居阴湿之地，又感受风寒，湿为阴邪，久必伤及人体之阳，阳气虚弱。

7. 产后痿证（当归补血汤证）

唐某，女，32岁，已婚，2018年4月22日来我处求治。

现病史：产后30日，产时大出血，双上肢、下肢萎弱无力，头晕心悸，精神衰弱。

面色萎黄无华，眼结膜苍白，舌淡红少苔，脉细弱。查血常规，血红蛋白8g，红细胞270万个/mm^2。白细胞3000个/mm^2，分类中性粒细胞60%，淋巴细胞20%，单核细胞10%，嗜酸性粒细胞6%，嗜酸性粒细胞4%。因分娩时失血过多，经脉空虚，血不能养筋骨，导致痿证。此属血虚痿，当用滋阴养血、健脾补气之剂，拟用当归补血汤合四君子汤加减。

制方：当归15g，川芎6g，炒白芍12g，熟地黄15g，潞党参30g，黄芪30g，白术15g，阿胶15g（烊化兑服），远志9g，丹参10g，桑寄生12g，鹿角胶12g（烊化兑服），陈皮6g，鸡血藤15g，甘草6g。10剂，水煎服。

嘱患者服药期间经常活动，以促进恢复和避免肌肉萎缩。5月9日，患者行走已不用人搀扶，行为自如。随访至今，未见复发。

【按语】《素问·痿论》曰："治痿者独取阳明。"此病为失血之后，血虚不养经，导致痿证。宗取阳明之法，滋阴养血，健脾补气。方用当归补血汤，合四君子汤、人参养荣汤之义。阳明经为水谷之海，党参、黄芪、白芍、陈皮调中焦水谷之海，化生津液，变气血以灌溉溪谷；熟地黄、阿胶、鸡血藤、当归、丹参、川芎养血活血而润经脉，远志定心志，鹿角胶滋补肾气，滋水涵木。化源足，痿自健壮。

8. 亚急性甲状腺炎（柴胡疏肝散合桃红四物汤证）

李某，女，35岁，2016年6月就诊。

现病史：半年前发现左侧甲状腺肿大，质地硬，明显压痛，病理报告为亚急性甲状腺炎，行左侧甲状腺切除手术。不久又发现右侧甲状腺有一肿物，质地硬，压痛，服用甲状腺片无效，现在颈部有胀痛感，情绪不稳，易怒，月经数月以来量少，有块状，小腹胀痛，睡眠质量不佳，饮食减少，口干。

舌紫暗，有瘀斑，苔薄腻稍黄，脉沉细。颈部触诊右侧甲状腺有一肿物，质地较硬，有压痛感，化验室检查抗甲状腺蛋白抗体500IU。综合辨证为肝气不舒，血瘀痰凝，日久化热。

制方：柴胡10g，牡丹皮10g，赤芍12g，当归10g，炒栀子10g，川芎6g，龙骨20g，牡蛎30g，紫苏梗9g，甘草6g。以后随证加减。

以香附、郁金、苏木、地龙、枳壳、桃仁、红花等随机应用，4个月左右进行肿块消除检查，甲状腺功能正常。三年内未见复发。

【按语】本病属于中医学"瘿瘤"范畴，多因肝郁气滞，为发病之初因。若气滞化火或外感火热之邪，最后病理形成气血痰浊，凝滞成瘤。以柴胡疏肝散合桃红四物汤，香附、柴胡、赤芍、当归、川芎、枳壳、郁金行气活血；龙骨、牡蛎、地龙、苏木、桃仁、红花散结止痛，通瘀化痰，散结消积。

（二）参西医诊断，本中医辨证

近百年来，中医界有识之士倡导中西医汇通，以西医辨病，中医辨证相结合方法，为中西医结合提高临床疗效注入了新鲜血液。但是如果过多地考虑西医诊断，或者把中西医两个医学体系生拉硬配结合在一起，就会使中医辨证思维弱化，或者脱离中医思维去思考中医病机，往往在临床上，一看到西医诊断为炎症，或看到血常规白细胞升高，就联想到热毒盛炎，一见到尿常规有白细胞，就联想到下焦湿热，这样过多地考虑西医诊断，丢掉我们传统的中医四诊合参，就不能从中医的角度去充分地辨病辨证，容易导致辨证失误。

曾治一例高血压肾病。汤某，男，52 岁，1998 年 9 月 6 日就诊。

现病史：头晕脑胀，血压 180/118 mm Hg，常规使用西药降压药及利尿剂，血压仍高，求治于中医。外院中医见到西医诊断为高血压病，就认为是中医的肝阳上亢，用天麻钩藤饮加减治疗 2 个月，效果不显。

余见其体形肥胖，下肢水肿，夜尿频繁，舌淡胖，苔薄白，脉沉迟，尿常规：蛋白（++），红细胞（+），四诊合参，辨证为肾精不足，阴阳两亏。治以温肾益精，阴阳双调，以桂附地黄汤加减。

制方：炒山药 15g，枸杞子 15g，川续断 10g，生熟地黄各 15g，桑寄生 10g，怀牛膝 10g，桑椹子 10g，白术 10g，茯苓 15g，泽泻 10g，肉桂 3g，桂枝 6g，生牡蛎 30g。10 剂，水煎服。

10 天后浮肿消失，尿常规基本正常。血压 150/100 mm Hg，减去西药利尿剂，以金匮肾气丸 28 天善后，血压渐渐正常。半年后随访，尿常规正常。

在患者就诊早期，如果一看到西医诊断为高血压病，马上就考虑为肝阳上亢，不去望闻问切，四诊合参，做精细的辨证，治疗上就失去了中医宏观微观结合的思维优势，临床上就疗效不佳。

此病临床症候是下肢水肿，夜尿增多，舌淡胖，脉沉迟，有蛋白尿，辨证应为肾精亏虚，肾阴不足，阴不制阳，而致血压升高。

故用桂附地黄汤加减，调理肾气，去附子去其温热，加川续断、桑椹子增强益肾阴之功，怀牛膝引血下行，牡蛎沉潜收其浮阳。诸药和合，血压复常矣。

（三）既要方证对应，也要权衡标本缓急

治病必求于本，是一条最重要的治疗原则。在临证时，不能只着眼于疾病表面的症，许多症只是疾病的表面现象，要深入细微地探讨这些现象的根本所在，才不至于分不清标本缓急而处理不当。《内经》曰："知标本者，万举万当，不知标本，是谓妄行。"

曾治疗一例男性胃炎患者，46 岁，长期反酸，呕吐，胃镜检查为慢性浅表性胃炎。近期呕吐频繁，持续两周，外院根据临床症状认为是太阴虚寒，以理中汤加味治疗，10 天无效。又改服黄连温胆汤 5 剂，仍呕吐不止。来我

处，检查见其嗜睡，四肢冰冷，脉沉细，形体消瘦，夜尿频繁，辨为肾阳虚证，阳虚水犯，中焦失其升降，致反酸、呕吐频繁发作。以温肾阳、制水泛，复中焦升降之枢机为治。

制方：制附子 10g，白术 10g，山药 10g，枸杞子 10g，桂枝 6g，白芍 10g，茯苓 15g，半夏 9g，炒杜仲 10g，生姜 5 片。

5 剂后呕吐止，反酸减轻，夜尿也减少，口服桂附地黄丸 28 天善后。随访，再未复发。

此例早期可能只注意表面症状，先辨为虚寒呕吐，后又辨为湿热呕吐，而临床表现是嗜睡，四肢冰冷，夜尿增多，脉沉细，此呕吐是肾气虚弱，阳虚水泛的一种病理反应，呕吐是标，阳虚是本，在治疗上舍本逐末，本末倒置，未能分清标本缓急而处理不当，疗效不佳。以枸杞子、杜仲平补肾气，附子、生姜温补阳气，山药、白术、茯苓调中降逆，半夏降逆止呕。诸药合用，呕吐可愈。

（四）临证是效不更方，还是随证加减

在临证时，是效不更方，还是随证加减？各人体会不同，莫衷一是。在外感病的发病初期，如果辨证准确，用药恰当，邪正双方抗争时，正气渐盛，邪气渐衰，病机可能产生转变，阴阳气血及临床表现，都可能发生重大的变化，如果不随之变化，随证加减，就可能使好转的病情再度恶化。

曾治疗一男性患者，36 岁，5 天前感冒发烧，2 天前出现眼睑浮肿，咽痛，咳嗽，周身酸痛，小便不利，舌苔薄，脉浮数带滑，尿常规检验尿蛋白（+++），白细胞（+），红细胞（+），颗粒管型（+），西医诊断急性肾炎。吾辨为"风水"症，以越婢汤加减。

制方：麻黄 9g，石膏 20g，白术 10g，防风 10g，桔梗 10g，大枣 5 枚，生姜 5 片，甘草 5g。

1 剂后，尿量增加，2 剂浮肿尽消。二诊时，我出差不在，他医未详查病情，按效不更方的原则，嘱其原方再进 3 剂。患者服用后，感觉头晕乏力，咽干口燥，渴欲饮水，急寻我诊治。检查见舌红，少苔，脉细数，已成伤阴之症，急投养阴之剂。

制方：太子参 10g，南沙参 10g，芡实 10g，乌梅 10g，鲜茅根 20g，生

薏仁 15g, 麦冬 15g, 鲜芦根 1 尺, 山药 15g, 鲜生地黄 10g, 女贞子 10g, 甘草 6g。5 剂, 水煎服。同时口服 10% 氯化钾 10mL, 每日 1 次。一周后阴津渐充, 临床症状消失。

本症初期为风水证, 眼睑水肿, 小便不利, 由于脾气素虚, 湿从内生, 复感外风, 风水相搏, 发为水肿之病。故以越婢加术汤加减, 越婢汤加防风、桔梗发散其表, 是外邪从皮毛而散; 白术为脾家正药, 主治里水, 使湿从小便而利。

2 剂后, 小便已利, 是"风水"已散, 再用利水之药, 则发生伤阴变证, 出现咽干口燥、头晕乏力之症候。此时只有急用南沙参、生地黄、麦冬、女贞子滋养阴液, 太子参、甘草养气益阴, 乌梅、芡实固阴, 才使阴津渐充, 临床症状缓解。

清代江南名医叶天士说: "盖病有见证, 有变证, 有转证, 必灼见其初终转变, 胸有成竹, 而后施之以方。"不管初诊时有无疗效, 均要严密观察病情变化, 四诊合参, 加以分析, 不断调整治疗方案, 才能从根本上治愈患者。

（五）四诊合参，细辨入微才遇效

在临证时, 既要注意四诊合参, 从整体观念出发, 全面分析归纳, 也要细辨入微, 以求疾病的本质, 而实行不同的治法。

从外因到内因, 从相近的症状中仔细找出不同点, 从而对疾病进行既全面又细微的综合分析, 做出正确的诊断。

任何疾病都有一定的病因、病机和转归, 只有四诊合参, 细辨入微, 才能真正找出疾病的本质, 进而辨证准确, 理法方药自能浑然一体, 从根本上解决临床问题。

患者, 男性, 36 岁。现病史: 头昏乏力, 心慌易惊, 时有汗出, 神疲懒言, 大便不爽, 舌淡胖, 苔白而腻, 脉缓, 外院诊为桂枝汤证, 服用桂枝汤 5 剂, 症状不减, 反而加重, 故停用。转我处, 仔细询问病史, 已 5 月有余, 患者头昏而沉重, 虽时有汗出, 但胸闷烦, 大便不爽, 舌胖苔腻, 脉缓带滑象, 应为湿阻中焦, "三焦"气机不利, 病虽日久, 仍流连于气分, 气机不利, 又使中焦湿阻, 久而不愈。以调中焦升降之枢机, "三焦"上下同治。

制方: 茯苓 10g, 桂枝 6g, 白术 10g, 藿香 10g, 佩兰 10g, 炒薏仁 30g,

泽泻 10g，陈皮 8g。

5 剂后，诸症减，再用上方加炒神曲、郁金，5 剂，诸症向愈。

从此病例可以体会到，临床不但要四诊合参，还要仔细体察细微之处，虽有汗出，但胸闷烦，大便不爽，舌胖苔腻，这是桂枝汤证和湿阻中焦的鉴别要点，只有细辨才能做到"观其脉证，知犯何逆，随证治之"。故以藿香、佩兰芳香化湿；白术、陈皮健脾调中化湿；薏仁、茯苓祛湿。泽泻利小便，桂枝治汗出，诸药合和，10 剂而愈。

（六）口疮不尽是实火，亦虚火

口舌生疮，实火是常见的。而慢性口舌溃疡反复发作，长期不愈的患者在临床上也很常见，有许多用过西药消炎抗菌药物、中医清热去火药，疗效不甚满意。

曾治一男性王某，患者长期口腔溃疡，反复发作，先后服用黄连上清片、牛黄解毒片等清热泻火中药，还有西药抗菌药、消炎药等，都难以控制。

经检查，患者面色欠华，口腔溃疡常常发生在劳动疲劳之后，溃疡部位颜色暗红，呈扁平状，舌苔淡白，脉缓弱，平时脾胃不和，每食用肉食后，大便不实，甚至腹泻。辨证为中气虚弱，脾阳不振，以健脾益阳为之，拟补中益气汤合封髓丹化裁。

制方：黄芪 15g，党参 10g，白术 10g，茯苓 10g，陈皮 6g，黄柏 15g，黄连 3g，砂仁 6g，葛根 9g，天冬 10g，生甘草 5g。

10 剂后，口腔溃疡面逐渐收敛，慢性消化不良也有改善。以人参健脾丸善后服用 45 天。随访两年，再未复发。

可见口疮不尽属实火，脾开窍于口，亦有时为虚火。本病属脾阴不足，脾阳失和，中气亏虚，致使水谷精微无以濡养口腔黏膜，口舌黏膜失去滋养则生疮。如果一见口舌生疮，不细心四诊合参，就以实火论治，频施苦寒之药，更加损伤脾阳，致使口疮缠绵难愈。

由于本例是阴虚脾热，用黄芪、党参、白术、茯苓、砂仁、陈皮调中健脾，补土伏虚火；黄柏、黄连清虚热；生甘草、天冬、葛根增补阴液以升津，后以人参健脾丸收效。

（七）"有故无殒，亦无殒也"治急证

有故无殒，亦无殒也。

金代医家张子和说："夫补者人之所喜，攻者人之所恶。医者与其逆病人之心而不见用，不若顺病人之心而获利也。"明代医家吴有性亦说："大凡客邪贵乎早逐，乘人气血未乱，肌肉未消，津液未耗，病人不至危殆，投剂不至掣肘，愈后亦易平复，欲为万全之策者，不过知邪之所在，早拔去病根为要耳。"

在临床上，很多患者望文生义，以为"补"对身体有利，而"攻"对身体不利，"喜补恶攻"，多从字面上理解。而诸多医者，迎合患者心理，亦泥于世俗"喜补恶攻"的想法。特别是诊治有孕在身的妇女，遇到患者邪热在肠道郁滞，非下不可之症，医者犹豫不决，患得患失，不敢轻易使用"攻下"之法，以顺从患者的心理，导致贻误病机，轻者使病痛难愈，重者造成危象。

我曾于1998年9月接治一孕妇，其人两周前开始发热，出现腹痛、腹泻、稀水便，很快转变成脓血大便，每天十余次，伴里急后重。由于患者已怀孕9个月，只能靠输液维持"双危"局面。更医多人，医者均因其有孕在身且临产，用药有所顾忌，不敢轻下"攻下"之药，延宕成危，患者几乎不能离开马桶，痛苦异常。患者后经友人推荐来我处就诊。

翻看西医病历，肠道门诊确诊为"细菌性痢疾"。询之，大便带黏液和脓血，腹痛，肛门灼热，小便短赤，舌苔微黄，脉滑数。断为湿热滞留肠中，气机不畅，传导不利。看着大腹便便，着实让人犹豫。思虑稍许，决定遵照《内经》"有故无殒，亦无殒也"的思路，治以清热，泻毒，化浊。

制方：葛根10g，黄芩10g，黄连5g，藿香10g，知母10g，生大黄6g，甘草5g。水煎服。

服用1剂后，大便畅下两次，腹痛、里急后重、下坠诸不适感均明显减轻，能进小米粥少许。

再为制方：葛根10g，黄芩10g，黄连3g，藿香10g，甘草5g。

3剂后，大便逐渐正常，一月后，过期分娩，母子平安。从此例可以看出，适时攻下，直达病所，能祛除病邪，正气安康。

《素问·六元正纪大论》说："妇人重身，毒之如何？"岐伯曰："有故无

殒，亦无殒也。"岐伯又说："大积大聚，其可犯也，衰其大半而止，过者死。"

"有故无殒，亦无殒也"。如果有寒热之病而用寒热之药，为了攻毒攻邪，母体不会受到损伤，胎儿也不会受到损伤。上述病例，正是遵从《内经》"有故无殒，亦无殒也"思想的指导，适量"攻下"。虽然妇人重孕在身，但身患"寒热"之症，使用了攻其"寒热"之药，所谓"一攻而下"，不但孕妇安康无恙——"有故无殒"，没有出现危象，而且母腹中的胎儿"亦无殒也"——也没有任何危险，平安降生。

中华医学经典《黄帝内经》，虽经三千年岁月，但仍熠熠生辉，古圣贤诚不我欺！

临床时，关键是要读懂经典，细心体会，才能在临证遣方时镇定如恒，以患者为关键，发挥医者"悬壶济世"的担当精神。

（八）师华佗"三焦"总纲，通疗温病十三法

余世代业医，自清至今，已历九代。祖上创立医号"保和堂"，与杭州西湖"保和堂"或为一脉，惜不可考。在长达 200 年的家族诊疗历史上，"保和堂"数代几百位师徒在医疗实践中，摸索总结出了治疗温病、疫毒、疏利"三焦"的十三法门，行之有效，代代相传，既养育了家族的生息，亦治愈了数不清的患者。

我家祖上认为，天生戾气发温病，地生阴寒作伤寒。温病者，热病也，伤寒者，寒邪也。温病与伤寒辨证同，而治法有异。温病为法，法在救阴，伤寒为法，法在救阳。温病以华佗"三焦"辨证为主，以六经辨证和卫气营血辨证为辅。

治温病、瘟疫、温毒，"保和堂"使用表、透、解、疏利"三焦"等十三法治则，布之以利公众健康。

第一法

温邪上受，上焦发热初起，表现乏力。

葛根、防风、荆芥、前胡、薄荷、桔梗、赤芍、栀子、牡丹皮、木通、麦冬、甘草。临证加减。

第二法

邪侵上焦，肺络不宣，高热，咳喘，呼吸不畅。

葛根、防风、荆芥、紫苏叶、赤芍、元参、牡丹皮、木通、麦冬、天花粉、栀子、甘草。临证加减。

第三法

上焦毒蕴，伤津，高热，烦躁不安，舌干唇焦，病毒毒性增强，急用此方。

连翘、赤芍、元参、黄连、黄芩、栀子、黄柏、知母、天花粉、牡丹皮、滑石、生石膏、甘草。临证加减。

第四法

上焦毒碍肺气，身热较重，喘促较急。

连翘、栀子、金银花、黄芩、马兜铃、天冬、麦冬、木通、生石膏、川贝、桑皮、甘草。临证加减。

第五法

中焦受邪，身有微热，饮食不下，胃满，精神疲倦，此乃毒邪流结于脾络，急用此方。

桔梗、木通、黄芩、天花粉、甘草、炒枳壳、青皮、大白、川厚朴、酒大黄。临证加减。

第六法

邪毒犯及中焦，下焦，大热不退，腰痛，大便下血，小便短少，此乃肠胃毒火郁结，急用此方。

金银花、木通、滑石、天花粉、酒黄芩、枳实、甘草、元参、酒大黄、芒硝、车前子、地榆炭、炒槐花。

第七法

毒火弥漫"三焦"，高热烦躁，血热外现，已见危象。

犀角、元参、生地黄、知母、黄连、黄柏、牡丹皮、木通、连翘、赤芍、栀子、甘草。临证加减。

第八法

发热几天后，突然回毒，犯及上焦肺系作喘，肺津火烁，已是危象，用此方。

银花、连翘、桔梗、黄芩、元参、木通、麦冬、甘草、知母、桑皮、川贝、瓜蒌仁。临证加减。

第九法

毒碍下焦，小便短少，少腹作疼，毒火未尽，用此方。

黄连、栀子、黄柏、木通、滑石、车前子、通草、赤芍、元参、瞿麦、知母、甘草。临证加减。

第十法

毒邪后期，突然回毒上焦肺系，逆传心包，胸闷气喘，此时切不可用温热药发汗，因温热燥血，易生变证。

元参、赤芍、牡丹皮、栀子、黄柏、荆芥、防风、木通、天花粉、麦冬。临证加减。

第十一法

邪侵中焦少阳，上冲两目红肿。

柴胡、菊花、连翘、生地黄、石决明、元参、牡丹皮、黄芩、黄连、黄柏、栀子、车前子、甘草、灯心草。临证加减。

第十二法

若患者喘促不安，鼻翼扇动，唇甲发绀，用三棱针点刺耳背紫色络脉出血，每可获效。

第十三法

如果患者呼吸微弱，四肢冰冷，针刺人中、十宣、涌泉、百会等穴位，口服琥珀抱龙丸。把铁块烧红，用醋浇铁块上，患者在上面熏蒸，尽快回阳救逆。

（九）辨证准，一茎草可化丈六金身

在临证治疗时，有医者喜用"大方"，动辄"成两成斤"；有医者喜用"小方"，常常"见钱见毫"，可谓锱铢必较。到底是"大方"好还是"小方"佳呢？其实二者各有千秋，应该在具体的辨证施治过程中本着"神而明之，存乎一心"的原则，灵活掌握，以疗效为准则。

譬如清末民初的亳州，医学界最具有传奇色彩和用药特点的就有"申大剂"和"张小方"。

申大剂即申训臣，他的制方单味药常以50g计算，所以人称"申大剂"。张小方即张华堂，华堂公是我的二祖父，他方子中的单味药只用两三钱，有时只用几分，所以人称"张小方"。

申大剂和张小方的用药剂量和当时一般中医的常规用药剂量有着明显不同。对于大剂量用药和小剂量用药，两人各有自己独特的经验和体会。

申大剂说，医家临证犹如兵家临阵，其最要者乃以奇兵制之，要抓住主要环节，药贵精当，量足力专，一举而胜。

张小方则说，察阴阳所在而调之，如能辨证明晰，论治准确，可四两拨千斤。如小剂可以疗病，何必动用大方，药能攻邪，亦碍气机，故遣方用药则适可而止。

在实际临床过程中使用大剂量有时候可以一剂见效，病家会因此觉得医生医术高超。但如果辨证不准药不对症，则难免有虞，而申大剂很少发生这种情况，这也是其声名卓著的原因。小剂量用药以轻灵平淡之剂而获神奇之效，需要医者具有广博的学识和经验，能根据病因、病机、病性、病位及病情的深浅程度准确查出诊治病症的枢机所在，轻轻调拨，使之痊愈。即使偶然药不对症，还可以调整补救，所以张小方医术稳重可靠，而获得病家赞誉。

申大剂和张小方所用之药物也有差异，申大剂喜用名贵中药，如人参、鹿茸、犀角、藏红花、肉桂、羚羊角等，一方费用常需银子数两。而张小方很少用名贵之药，他认为如果能用普通中草药解决问题，不一定要用贵重之药，他的一张方子往往只需百钱（大概相当于现在的几元钱）。所以，有些药店特别喜欢申大剂的方子。

我们家曾藏有申大剂的验方。家父在世时曾评价申大剂治便秘的一张方子说："此方用白术40g，佐以火麻仁、杏仁、番茄叶，方中主药明显大于平常剂量。但他用得得心应手，不失法度，非功到火候，难以及此。"

张小方华堂公喜用"小方"。他常说："药取简练不求繁多，盖简练熟历，则一茎草可化丈六金身。繁多散漫则头绪庞杂，而漠之其然。"所以他教育弟子及后辈不仅要牢记经典，还要熟谙药物性能，方药配伍，更讲究君臣佐使，主次分明，彼此呼应，使方中各药能珠联璧合，力求丝丝入扣，切中病情。

他曾留下用药五字诀：一曰轻，轻可去实；二曰巧，巧具匠心；三曰简，方简药精；四曰廉，廉价大众；五曰效，不论贵贱但求良效。总之，以草木之偏性来补救人体之偏症，以解决患者的疾痛为主要目的，而不去过多关注药品的贵贱。

现抄录一份张小方遗留下来的医案，从中可见其用药风貌。

患者王某，女，二十二岁，未婚，月经先期，二十多天一次，已近半年。末次月经于两日前来潮，头晕乏力，纳谷不香，舌苔淡黄，脉细而弦，辨证为气血盈亏，冲任失其条达，治以补气养血，兼理冲任。

制方：党参 6g，白术 6g，山药 9g，扁豆 9g，陈皮 3g，木香 3g，白芍 9g，枸杞子 9g，当归 9g，炒麦芽 9g，大枣 3 枚，甘草 3g。3 剂，水煎服。

药下病去，患者叹服。

申大剂和张小方虽然用药风格不同，但两人的医术都非常高超，可谓活人无数，疗效显著。时至今日，他们的医术佳话还在亳州民间流传。

（十）聆听孔老话 "三焦"

孔光一老先生是北京中医药大学著名教授、博导、国家名老中医，也是我国著名温病大师。

20 多年前，经友人引见，我在北京初次拜见孔老，约好在其寓所见面。孔老当时一人在家，看上去清清瘦瘦，但两目炯炯有神，说话带些苏南口音，神情洒脱。

聊了一些温病话题后，孔老谈兴渐浓，执意要我们喝点白酒。友人要出去买些小菜，孔老说："何必菜？以《内经》下酒，不亦快哉！"

几杯酒下肚，自然就聊起了学术见解。孔老谈到清代的叶天士和吴鞠通两位大医师，创立了 "卫气营血" 和 "三焦辨证" 体系，使温病的辨证施治在临床上有章可循，并创立了 "温病学派"。但是，这并不意味着 "温病学" 到了绝顶，在理论和临床上达到无法前进的地步，其中有许多问题仍然值得后人去进一步钻研和探讨。

譬如，"卫" 之后方言 "气"，"营" 之后方言 "血"，"上焦" 不治传入 "中焦"，"中焦" 不治传入 "下焦"，这只是描述了一个大致的 "温病" 轮廓。

《灵枢·本输》有 "少阳属肾，肾上连肺，故将两脏" 的描述，说明温热病发展过程中，肺、少阳、肾之间是有一定的内在联系的。肺—少阳—肾相关体系，在临床上有很实际的指导意义。少阳所属的 "三焦"，是全身的气道和水道系统，维系着五脏六腑表里上下的关系。

孔老强调，"上焦" 病不解，传入 "中焦"，并不是说肺经之邪一定要传入阳明。吴鞠通在《温病条辨·上焦》中说到辛凉剂 "白虎汤" 的适应证时明确指出,"脉浮洪,邪在肺经气分也"。"白虎汤"紧列在辛凉平剂银翘散之后。两张辛凉的方子同时放在"上焦"篇,其中大有深意。

说到这里,孔老呷了一口白酒,又指出,若肺经邪热炽盛,遣用辛凉平剂银翘散而不能胜任时,就需要使用辛凉重剂"白虎汤"了。"白虎汤"是清泻肺经气分热邪的汤方。《温病条辨·中焦》中,也有"白虎汤"证治的文案,但以吴鞠通的大医水准,却没有说阳明之热,必定由肺经之热传入而来。可见,研读古人书,不能凭自己的想象,更要深加体会。

孔老最后说,肺经热邪主要传入少阳,肺系与少阳在外感热病的发展变化中,内在是以膜系相连,少阳之胆与中焦脾胃关系也非常密切,"三焦"同病又以中焦为主,所以上焦病不解,传入中焦,主要是指少阳。少阳之热不同于肺胃之热,它是一种郁热,所以病邪在少阳应注意疏通,也就是"木郁达之"的意蕴。

这顿无菜之酒喝得特别畅快,可能是孔老的"三焦"膜系理论和我们家传承的华佗的"三焦"膜系理论有相似之处,其理相通,所以听起来感到特别亲切,印象特别深刻。

自此以后,蒙孔老许列门墙,每到北京,我必去孔老处求教。孔老临证时端然慎重,如临大渊,他备有小手电筒,望诊细细查看,不放过细微之处,特别独到。碰到疑难病例,一个病人往往反复"四诊"几十分钟,其作风之缜密,真是大师风范,令人叹服。

现孔老先师已归道山,睹面请教已成绝响,但其临证之风采,谈吐之洒脱,一派大师名士的风范仍历历在目,弥久犹新。

孔老仙逝时,我在外地,曾写绝句远寄思念。

悼孔师
春中惊闻逝哲师,
泪眼模糊追随迟。
堪慰济世留仙术,
三焦膜系能刻石。

(十一)"华佗夹脊穴"的奇穴巧治

以外科闻名于世的华佗精于针灸。《三国志·魏书·方剂传》记载,华佗治病"若当灸，不过一两处，每处不过七八壮，病已应除。若当针，已不过一两处，下针言'当引某许，若至，语吾。'病者言已到，应便拔针，病已行差"。

魏太祖曹操患头风，类似于现代西医的神经性头痛，每当发作时，心乱耳眩，华佗针刺膈俞穴，每次都是手到病除。从此例可以看出华佗高超的针法技艺。

据《三国志·魏书》记载，华佗的弟子樊阿也善于运用针术。当时的一些普通医生对背部及胸部都不敢妄针，即使使用针术，也不过刺入皮肤四分，而樊阿施用针术在背部可进针一二寸，在肚脐上六寸处的巨阙穴可以进针五六寸，皆手到病除。

背部膈俞穴是脏腑之气输注于背腰的重要穴位，如没有外科基础，进针过深就容易刺伤内脏，后果不堪设想，而进针过浅，则达不到治疗的目的。所以，进针的深浅是治病的关键。

"华佗夹脊穴"是华佗创立的著名穴位，是超出十四经穴范围以外的奇穴。"华佗夹脊穴"虽命名为"奇穴"，却并不是一个穴位，而是三十四个穴位的组合。由于"华佗夹脊穴"在背腰部，从第一胸椎棘突下开始，后正中线旁开处，每侧十七个穴位，所以它的适用范围较小。

笼统地说，胸上部的夹脊穴治疗上肢及胸部疾患，胸下部的夹脊穴治疗腹部疾患，腰部的夹脊穴治疗腹部及下肢疾患。

"华佗夹脊穴"分布在横突间韧带和肌肉中，每个单穴都有相应脊椎下方发出的脊神经后支及其伴行的动脉和静脉丛分布，如果没有坚实的外科基础做保证，行针时就很容易伤及脊神经和动静脉血管。

华佗在当时就能"断肠湔洗，缝腹膏摩"，熟练地开展腹部的外科手术，所以他能在娴熟的外科手术基础上和大量的临床经验的积累下，确立这组经外奇穴，为后人留下了这一宝贵财富。

现在，临床上对"华佗夹脊穴"的应用更加广泛，如治疗慢性支气管炎、外感性咽喉肿痛、肋间神经痛、脊源性胸痛、顽固性呃逆、胃脘痛、婴幼儿腹泻、乳腺炎、强直性脊椎炎、小儿脑瘫等。还有人取华佗夹脊穴（第三胸椎至第五胸椎）针刺治疗单纯性肥胖，获得了很好的疗效。

从《三国志·魏书》中的记载可以看出，华佗辨证准确，取穴精当，能在临床错综复杂的情况下，抓住患者发病的本质，对症选穴，调神、调气并重，针不过一两处，调神调气，很快就能改善患者的功能状态。

目前不少医生研究中医基础理论，尤其是经络学说，不是以此作为指导去选穴配伍，确立刺灸治疗方案，而是头痛医头，脚痛医脚，有时甚至在临床上可以看到遍身几十处针具林立。有人讽刺说这是"大炮打麻雀，劳力伤财收益少"。我们可以从华佗的诊疗技术中汲取精华，更有效地服务临床。

（十二）"华佗夹脊穴"的临床应用

消化道癌症患者在晚期会出现疼痛，痛苦异常，大多靠麻醉药镇痛，容易形成麻醉药依赖，出现"成瘾性"，如使用麻醉类镇痛药"杜冷丁"，由开始的每天 1 次到后来每小时 1 次。

先父生前以华佗夹脊穴为主，配合其他穴位针灸和中药治疗晚期癌症疼痛，有延长生命的疗效。许多患者疼痛症状明显缓解，有些患者肿块稳定，时间长达数年。

1. 晚期食道癌及贲门癌

主穴：华佗夹脊穴（2～5）。

配穴：天顶、巨阙、上脘、中脘。

配合中药：半枝莲、陈皮、茯苓、甘草、苍术、党参、黄芪、桂枝。

2. 肝癌、胃癌、肠癌

主穴：华佗夹脊穴（5～8）。

配穴：章门、足三里、痞根、内关、气海。

配合中药：党参、鳖甲、牡蛎、南星、地龙、夏枯草、枳实、女贞子、炙甘草。

先父生前，治疗多以"华佗夹脊穴"为主，配合其他穴形成 8 个穴，取名为"八法神针"。他以八法神针治疗各种晚期的癌症疼痛，提高了患者的存活率，改善了患者的生活质量。

（十三）药圃·采药·以徒见师看华佗药物学水平

华佗因"兼通数经"被沛国相陈珪举为孝廉。在汉代，举为孝廉即具备了做官的资格，只待征召，即可出仕。然而，陈珪和太尉黄琬召华佗为官，其皆"不就"。汉代读书人有"养望"的风气，一两次征召不就，能提高孝廉的声望，被视为有风骨，更会引起高层的重视。

华佗为何"不就"？从他对医学的痴迷并成为后世很少具有"神医"称号的医者来推测，也许是其对医学的挚爱和治病救人的担当，才让其放弃做官。

华佗没有做官，做了医生。但他的成就不限于医学，他对药学的贡献也是举世瞩目的。首先，他采药的足迹遍布方圆几百里，从他的家乡谯县向东，一直到徐州。从平原到山区，他采药的足迹经过了石弓山、芒山、象山、陵山、云龙山等地。由于华佗亲采药物，他对药物的性能了如指掌，史书称他"精方药，其疗疾，合汤不过数种，心解分剂，不复称量，煮熟便饮，语其节度，舍去，辄愈"。

华佗发明了"麻沸散"，在外科手术中使用麻药，这在世界上也是第一次。史书称他"若病结积在内，针药所不能及，当须刳割者，便饮其麻沸散，须臾便如醉死，无所知，因破取；若病在肠中，便断肠湔洗，缝腹膏摩，四五日，差不痛……一月之间，即平复矣。"

华佗的药物学水平很高，《华佗传》记载，他的徒弟彭城（今徐州）樊阿向他请求健身长寿的药方，他传授给樊阿"漆叶青粘散"，并告诉樊阿："久服可以去三虫，利五脏，轻体，使人头不白。"樊阿"从其言，寿百余岁"。

华佗不仅采用野生药材，而且还进行了野生药材的驯化栽培。如"芍药"到"白芍"的驯化栽培，据说就源于华佗。至今，亳州、徐州等地的"华祖庵""华佗庙""华祖祠"里，都保留着"华祖药圃"，以纪念华佗栽培药材的历史事件。

华佗的弟子很多，有记载的就有广陵（今扬州）吴普、彭城（今徐州）樊阿、李当之（籍贯不详）等人。其中，吴普著有《吴普本草》，李当之著有《李当之本草经》《李当之药录》《李当之药方》等（原作佚失，《说郛》中有佚文）。这些药学著作在我国中医史上都有很高的价值，《吴普本草》被视为第一部从《神农本草经》中除去"神秘外衣"的科学著作，记录441味中草药。《李当之本草》也在药学领域享有盛誉。华佗的药学著作如不遗失的话，华佗对后世药学的影响将更加深远。

1. "麻沸散"治疗精神分裂症

中医学没有精神分裂症这个名称，但根据精神分裂症的临床表现，其属于中医学的癫狂范畴。三祖父张华清在临床上根据中医理论，将精神分裂症分为两类。

（1）癫证：民间称"文痴"，临床表现为情志抑郁，表情淡漠，或喃喃自语，或沉默无言，哭笑无常，或精神恍惚，胡思乱想，多疑易惊，不知秽浊，不思饮食。

（2）狂证：民间叫"武痴"，临床表现为急躁，头痛失眠，两目怒视，面红目赤，狂妄不安，不避亲疏，弃衣裸体，打人击物。

"麻沸散"的药物组成至今尚无定论。三祖父张华清曾用"麻沸散"治疗精神分裂症的狂证。

"麻沸散"配方：洋金花（曼陀罗花）30g，当归6g，川芎6g，生草乌5g。

制成散剂，按每千克体重80～120mg称取，加水100mL，煮开两三分钟，过滤去渣，一次口服。服用后即睡，醒来大多恢复正常。后用定惊汤善后。

定惊汤：合欢皮30g，生铁落30g，九节菖蒲12g，龙胆草9g，南星6g，合欢花12g。

三祖父张华清善于使用毒药、猛药治疗重症危症，我幼时曾听他与父亲讲解他使用砒霜治疗血虚劳症（急慢性白血病）的临床经验。"麻沸散"内的曼陀罗、草乌有毒，可使人心率增快，如有中毒症状，要使用解毒药解毒，如沉睡不醒，还要使用催醒药。现在的医者都希望做个平安大夫，很少有人再去冒险用其救治患者，所以这些绝技就失传了。

2. "麻沸散"和"蒙汗药"

《后汉书》记载华佗施行外科手术："令先以酒服麻沸散，既醉无所觉，因刳破腹背，抽割积聚。"如果病在上下腹部肠胃处，还能够将其肠截断清洗，"既而缝合，傅以神膏，四五日创愈"。

这段文字说明华佗已掌握了两个最基本的技术，一是麻醉止痛，二是防止术后感染。这里描述了两个重要环节——服用"麻沸散"给患者麻醉止痛，同时用外敷神膏来防止创口感染。

"麻沸散"在华佗以后的医学领域使用记载的不太多，在小说和史书记载中却十分丰富。江湖上将"麻沸散"的主要成分用于制作"蒙汗药"，使用率很高。

明代郎瑛《七修类稿》记载："小说家，尝言蒙汗药。人食之昏腾麻死，复有药解活……"

明代梅得春《药性会元》记载："味辛，温。有大毒。其花似萱草花，甚不可服，误则令人颤抖，昏倒一昼，如用，可拌烧酒蒸三次，即无虑矣。曼陀罗花、川乌、草乌合末，即蒙汗药。"

从医药学的角度来看，蒙汗药可能是"麻沸散"的另一种形式。在各种蒙汗药的配方中，使用频率最高的就是洋金花（曼陀罗）。唐代著名的外伤科专著《仙授理伤续断秘方》记载了麻醉方主要成分是草乌。草乌为毛茛科植物，含有乌头碱，具有比较强的镇痛和麻醉作用。

《神农本草经》记载的用乌头煎汁，涂在箭头上，能杀禽兽。元代危亦林《世医得效方》记载的麻药，是以草乌为主的草乌散。

后世多种蒙汗药、麻药中使用最多的就是草乌和曼陀罗。曼陀罗花大而美，因此它经常作为观赏植物出现在宋人的笔记中。曼陀罗有毒性，故文人在讲各种观赏植物时，称曼陀罗花为"恶客"。

古代官员也使用曼陀罗来作为蒙汗药。北宋朝廷镇压广西"五溪蛮反"时，先用钱财、官位引诱对方投降，然后在宴会上令其饮曼陀罗酒，乘人昏醉尽杀之。这种曼陀罗做成的蒙汗药，可能就是在民间流传的华佗麻醉散加减成的另一种剂型。

历代医药书籍记载的蒙汗药方药物组成也不相同，但主要药物就是曼陀罗和草乌。由于西医学外科手术、麻醉技术较为成熟，所以"麻沸散"和蒙汗药，就消失在历史的长河中了。

3. "华佗云母丸"中养生药物的巧妙配伍

华佗的养生之道，主要包括两个方面的内容。

（1）养生术，即关于精神、饮食、起居、体育等方面的调摄方法。

（2）服药，即选择性服用一些药物调和阴阳，畅通气血，预防疾病，延缓衰老。

华佗不仅创造"五禽戏",集预防、医疗保健于一体,而且主张适时服用一些养生却病、延年益寿的方药,这可以说是"内外兼修"。

但由于历史原因,关于华佗的文献存世太少,我们无法全窥。

"华佗云母丸"或许可以使我们领略一些华佗关于养生长寿方药的学术思想。孙思邈学识渊博,其《备急千金要方》《千金翼》是我国最早的医学类书,许多失传的方药和古代的医学家的论述(如郭玉、范汪等人的专著),都赖此书得以留传。《备急千金要方》记载了"华佗云母丸",华佗的一些方药和学术见解也幸赖其有所收录。如"养性方"说:"养性之道,常欲小劳,但莫大疲,及强所不能堪耳;且流水不腐,户枢不蠹。"

这段话基本上是华佗对弟子吴普所说"人体欲得劳动,但不使极耳,动摇则谷气得消,血脉流通,病不得生,譬犹户枢不朽是也"的翻版。从此可以看出,"华佗云母丸"创自华佗确有可信之处。

"华佗云母丸"共53味药,其中有人参、黄芪、山药、茯苓、地黄、山萸肉、鹿茸、紫芝、枸杞子、五味子、酸枣仁、柏子仁、石斛、麦冬等补益药。又兼有茜草、活血草、泽泻、车前子利湿;远志、菖蒲、冬瓜仁化痰;细辛、秦艽、赤箭、天麻祛风。

华佗认为老年人长期以来受到体内外各种不良的刺激和毒素侵袭,以及时间的推移导致体内的某些器官组织萎缩、功能退化,当是正气不足的表现。

正气虚弱,适应能力就差,常常招致风、寒、暑、湿、燥等外邪的入侵,就会产生瘀血、痰饮、水湿、滞气等邪实的病症。老年人常见气虚,阳虚者血必凝,阴虚者血必滞,无论是阳气虚,还是阴血虚,都易造成瘀血。

老年人大多脾胃不健运,故易生湿生痰。老人又多气血衰少,气血衰少则精亏,脏腑失荣。脾为"后天之本",肾为"先天之本"。"华佗云母丸"的组方就确立以脾肾为温补的重点,调补气血,配方合度,对研究老年学和老年医学都有极重要的参考价值。

目前,由于社会的进步和医疗条件的改善,我国老年人平均寿命在增加,七十岁以上的老年人日益增多。如何在脏腑功能刚刚出现异常,在疾病还处萌芽状态时就及时用药,抗老防衰,延年益寿,这些新的课题亟待临床的深入研究。"华佗云母丸"早就为我们做了临床上的研究探索。我们要从"华佗云母丸"中挖掘出更多的保健养生防病、治病的学术见解,从而为人类追求健康和长寿这一美好愿望做出贡献。

4. 吴普与磁石

磁石在公元前 2 世纪就被我国第一部中药学专著《神农本草经》收录，并列为中品，"磁石味辛性寒，主周痹风湿，肢节中痛，不可持物，洗洗消酸，除大热烦满及耳聋"。但真正重用磁石，使用磁石得心应手的应该是吴普。

吴普是华佗的高足，《三国志》记载："普依准佗治，多所全济。"可见吴普很多临床经验是继承了华佗的诊疗经验，为此吴普还撰写了《吴普本草》。《吴普本草》应该是华佗师徒对中药研究的心得总结。《吴普本草》称磁石为"磁君"，是因为吴普在制方中常常把磁石作为君药，以示对磁石的重用。

通过吴普的推广使用，后世对磁石的应用范围更加扩大。到了南北朝时期，陶弘景在《名医别录》中记述磁石可以养肾脏，强骨气，益精，除烦，通关节，消痈肿，治鼠瘘、颈核（即颈部淋巴结核）、喉痛、小儿惊风，并讲到饮用"磁石"炼水治疗疾病。唐代著名医学家孙思邈在《备急千金要方》中记载了名方"磁朱丸"，其主要成分就是磁石、朱砂，再加上神曲，炼蜜成丸，能治疗许多内眼疾病，包括现代医学所指的白内障、视网膜病变、视神经病变。"磁朱丸"还有预防眼部老化的作用，"常服益眼力，众方不及"，"主明目，百岁可读诗书"。

《备急千金要方》还提到磁石外敷可治疗外伤出血。现代临床上对磁石的药用价值研究探讨不断深入。现代药理研究发现，磁石主要含有四氧化三铁，所以对缺铁性贫血有补血作用，临床上多通过火煅、醋淬后使用，因为四氧化三铁经过火煅、醋淬之后变成三氧化铁、醋酸铁，更利于人体吸收而产生疗效。

近现代临床医家对磁石多用于阴虚阳亢所致的各种症候，还用于肝肾阴虚所致的耳鸣、耳聋、目暗昏花等症。如近代著名中医学家祝味菊先生临床采取温阳扶正的方法医治许多疑难杂症，从他的医案中可以发现，其许多制方大量使用附子，多配伍磁石共用。

祝味菊先生是擅用附子和磁石的典范，他常说："附子兴奋，磁石镇静，兴奋配伍镇静，则失其兴奋镇静而为强壮矣。"

经过吴普的临床倡导重用和历代医家的广泛应用，到现代，人们不仅使用磁石治疗疾病，还用磁石诊断疾病，用磁学方法促进工农业生产、净化空气。磁在饮用水等方面也多有应用，其应用范围扩大到更广阔的领域。

（十四）华佗"形色目诊"与现代临床运用

"神医"华佗不仅是中医外科的鼻祖，而且还发明创造了许多诊疗手段。譬如观人形色、察人目色的"形色目诊学"，其应用于现代医学，也具有令人震惊的临床意义。

医学是实践科学，纸上谈兵不足以言医。史家公论说：华佗研读《黄帝内经》《易经》《山海经》三部奇书，在实践运用过程中又继承和发展创新，终于成为医学领域多学科通才的医学家。

华佗在医学史上是外科手术的开山鼻祖，使用全麻开创剖腹外科手术。当时的临床诊断核心技术是"阴阳表里、寒热虚实、望闻问切"。那样的历史背景，必然会促使临床医生寻觅诊断疾病的新方法。

华佗在观察患者双目过程中看到白睛"巩膜，有黄色和青蓝色变"，黑珠"虹膜"有不同形状的裂纹。为认清这些不同现象，华佗首先做了大量临床比较，通过尸体解剖，仔细观察人体"双目"与大脑连接的实际现状，结合临床观察不同疾病在双目中的"形色表现"，发现有很大差异，最后得出的结论是"故几病发，则目中有形色之异，方知何脏何腑之受病"。

由于历史政治原因和当时印刷术的缺失，华佗医学原著存少失多，从辗转传抄中流传下来的明代医学家的论著中，尚能查到引证"目诊形色"的华佗著作原貌，也有学者说华佗的目诊已失传。

其实，华佗的目诊形色并未失传，目诊形色仍被明代医学家在著述中引用，且在民间不断流传。经临床验证，华佗的目诊形色是直观实用、科学简便的临床诊断技术。

华佗云："目形类丸内有大络者五，乃心肝脾肺肾各主一络；中络者六，膀胱大小肠三焦胆心包络，各主一络。外有旁枝细络莫知其数，皆悬贯于脑，下达脏腑、通乎气血往来以滋于目。故几病发，则目中有形色。经络显现而可验，方知何脏何腑之受病。"运用此技术能做到未病先知，如结核菌进入人体后，形成病灶之前首先出现双目巩膜青蓝色变就是例证。

亳州市华佗医学目诊形色研究所的郭绍中、郭砚侠、丰广宾、张超伟等人运用这一理论指导临床诊断，经十余年的临床观察，共收集540例肺结核病例，其中男性360例，女性180例，年龄为13～56岁，运用苏联结核病十大分类作临床记录。目诊之后，再进一步做西医学检测、诊断，准确率几乎达百分之百。实际临床运用时，肺结核患者在早期患病过程中，双目巩膜呈现青蓝色变，其色变程度可分为淡青蓝色、浅青蓝色、深青蓝色。

此时，浸润性肺结核病灶虽然不大，不见症状，但双目巩膜可显现深青蓝色变，这时如果运用形色目诊，“一目了然”，运用药物干预治疗，不但治愈彻底，而且疗程很短，使用药物几乎“效如桴鼓”，基本可达古贤“治初病”的境界。

如果超过这一最佳时期，形成空洞型肺结核，病情较重，会给患者带来长期痛苦。又因长期使用抗痨药物，患者巩膜反而无明显青蓝色变，不易运用形色目诊方法，这提示巩膜青蓝色变与结核菌代谢毒素有关。

（十五）华佗五禽戏和运动、养生、保健

1. 华佗“五禽戏”中的“禽”字考

“五禽戏”创自华佗。其五戏一曰虎，二曰鹿，三曰熊，四曰猿，五曰鸟（鹤）。其中仅“鸟”属禽类，虎、鹿、熊、猿四类皆属兽类，为何竟以“五禽”命名之？

“禽”字在甲骨文中是一个会意字，写作“”，像捕捉鸟兽用的有柄的网形工具；金文写作“”，在网上加上了盖子。秦篆在柄上增加了“又”，写作“”，本义为捕捉鸟兽的工具，后引申为捕捉对象“鸟兽”的总称，又专指鸟类，是“禽”的初文。

如《周易·师》说：“田有禽。”这里的“禽”，指的是兽的总名。班固《白虎通·田猎》说：“禽者何？鸟兽之总名。”《尔雅·释鸟》说：“二足而羽谓之禽，四足而毛谓之兽。”这里的“禽”，又特指鸟类。《史记·樗里子甘茂列传》说：“禽困覆车。”《裴骃集解》解释这里的“禽”字说：“譬禽兽得用急，犹能抵触倾覆入车。”在这里“禽”字又特指兽类。到了唐代，可能“禽”大多是指鸟类了，如李白《古风》之六的“代马不思越，越禽不恋燕”。

华佗“五禽戏”中“禽”字当是鸟兽的总称，但是否还有其他含义呢？

"禽"字也可理解为 "离人"，上人下离，华佗是否在告诉人们练习 "五禽戏"时最好远离人们固有的运动习惯，多模仿五禽的自然动作呢？因为动物在做某个动作是出自本能的，这个自然动作应该有利于自身某些功能的调节。动物没有明确的思想，只是出于一种自然的本能去做某些动作，这些本能是动物本身自然具有的。不管华佗对 "五禽戏" 的 "禽" 字是否引申有这层含义，人们在练习 "五禽戏" 时应该尽量模仿五禽的动作，以五禽的姿势行体，再配合呼吸之气引气内外兼修，使身心融入自然之中。

由以上可知，华佗 "五禽戏" 中 "禽" 字并不是单指鸟类，而是对鸟兽的总称。至于有没有更深的寓意，还是让我们在练习华佗 "五禽戏" 的过程中边练习边参悟吧。

2. "五禽戏" 后 "因上著粉" 中 "粉" 字之考辨

《三国志·魏书·方技传》记载，华佗对他的学生吴普说："吾有一术，名五禽之戏，亦以除疾，并利蹄足，以当导引。体中不快，起作一禽之戏，沾濡汗出，因上著粉，身体轻便，腹中欲食。""沾濡汗出，因上著粉"，这个 "粉" 到底是什么 "粉" 呢？

查考医书，颜师古注《急就章》"芬熏脂粉膏泽" 句，说 "粉，谓铅粉及米粉"，由此可知 "粉" 系二物。华佗演练 "五禽戏" 是对 "体有不快"，而 "起作一禽之戏，沾濡汗出，因上著粉"，在这里 "粉" 是止汗用的。因此，"粉" 只能是一种，不可能是两种，到底应该是 "铅粉" 还是 "米粉" 呢？

文献上未发现华佗使用 "粉" 治疗疾病的记载，但和华佗同时代的张仲景在《伤寒论》和《金匮要略》二书中用 "粉" 疗疾共有四方，即 "温粉方""猪肤汤""蛇床子散" 和 "甘草粉蜜汤"。其中，《金匮要略》甘草粉蜜汤方言："甘草二两，粉一两重，蜜四两。上三味，以水三升，先煮甘草取二升，去滓，纳粉、蜜，搅令和，煎如薄粥，温服一升，瘥即止。" 此方有 "煎如薄粥" 之句，可知此方之 "粉" 应是米粉，而不可能是铅粉。

《伤寒论·辨太阳病脉证并治》载："服大青龙汤后汗出多者，温粉粉之。"山田正珍在《伤寒论集成》中注说："温粉者，熬温之粉也，同温针温汤之温。"因而可见此处的 "粉" 系 "米粉"。用 "米粉" 止汗，在古代方书中经常出现。

再如《外台秘要·黄疸遍身方》引《小品》"疗黄疸身目皆黄，皮肤曲尘出，三物茵陈蒿汤方""茵陈蒿（一把），栀子（二十四枚），石膏（一斤），《千金方》加大黄（三两）。上三味，以水八升，煮取二升半，去滓，以猛火烧石膏，令正赤，投汤中沸定取清汁，适寒温。服一升。自覆令汗出周身遍，以温粉粉之，则愈。若不汗，更服一升，汗出乃愈也"。

《备急千金要方》卷五上第五载："二物茯苓粉散，治少小头汗方。"

"茯苓、牡蛎（煅），上治下筛，以粉（用米磨成粉）八两，合捣为散，有热辄以粉，汗即止。"

《释名·释首饰》中也说："粉，分也，研米使分散也。"《说文·米部》说："粉，傅面者也，从米，分声。"徐锴曰："《周礼》馈食有粉餈，米粉也，古傅面亦用米粉，故《齐民要术》有'傅面芙粉，渍粉为之'也。"在《金匮玉函要略辑义》注中，有"古单称粉者，米粉也"之语，也是有根据的。《本草纲目》也说小米"煮粥食，益丹田，补虚损，开肠胃"。"米粉"有补中和胃之功效，可以长服久服，无毒副作用。

不难看出，华佗在演练"五禽戏"后"沾濡汗出，因上著粉"，这里只能是指用"米粉"止汗，而不可能是"铅粉"。

3. 华佗"五禽戏"与五脏的相关性

《后汉书·华佗传》记载华佗对"五禽戏"的论述："人体欲得劳动，但不当使极耳。动摇则谷气得消，血脉流通，病不得生，譬如户枢，终不朽也。是以古之仙者为导引之事，熊经鸱顾，引挽腰体，动诸关节，以求难老。吾有一术，名五禽之戏，一曰虎，二曰鹿，三曰熊，四曰猿，五曰鸟（即鹤），亦以除疾，兼利蹄足，以为导引。体中不快，起作一禽之戏，沾濡汗出，因上著粉，身体轻便，腹中欲食。"

华佗这段话有三个论点。

第一，人体各个组织是经常处于动态之中，故必须随时辅以适当的运动进行锻炼。

第二，运动的作用，主要是使"谷气得消，血脉流通，身体轻便，病不得生"。

第三，运动的方法以"五禽戏"作为导引之术，"引挽腰体，动诸关节"，这应以五脏及其所属的经络、气血为中医学基础，如果不以脏腑经络为基础，如何进行导引？导什么？引什么？

"导引"活动锻炼的过程，就是重视气的运行。这里的"气"除调整呼吸外，还通过五种动物的不同运动姿势，使之在全身运行，上至巅顶，下至丹田足心，这五种动物的姿势应以五脏为中心，通过经络联系四肢百骸，无远弗至。

"五禽戏"分为五部功。

（1）虎功：锻炼胸背肺部，四肢屈伸，活动腕臂，有促进肺活量、增加肺气的功用。

（2）鹿功：锻炼上腹部，胃下口以下处，有健脾益胃、促进消化、增生血液的作用，亦分左右五个动作姿势。

（3）熊功：锻炼腰部，和肝益肾，藏血生精，缩腰收腹，左右各五个姿势。

（4）猿功：锻炼小腹部（丹田），为固肾纳气、温养命门、补益精液的基础功。

（5）鹤功：锻炼心脏，运动头顶、背脊、尾闾、膻中等部位，能强心安神，会通任督二脉，左右各五个动作。

可以看出，"五禽戏"以五脏为中心，联系经络、气血、津液、精神，有意识地维护机体各个器官的正常运动。

虎、鹿、熊、猿、鹤五部功，分别锻炼肺、脾、肝、肾、心五脏及其所属功能和部位。"五禽戏"中五禽姿势的变动，通过调整呼吸的运行，导气引体，从而达到气血和畅、机体健壮的目的。

长期坚持演练"五禽戏"，五脏器官得到锻炼，可以促使五脏功能活动增加。调整姿势，舒展关节，还可对脑系进行锻炼，使机体的各个部位更加协调。

"五禽戏"最早将体育运动与医疗的作用结合起来，开创了运动医学的先河。"五禽戏"便利易行，不受活动场所、身体条件的限制，动静结合，动中有静，静中有动，较全面地锻炼身体，足以直接起到医疗或预防保健作用，因而具有强身健体、防病治病的显著功效。自三国时期以来，"五禽戏"在民间广为流传，对百姓健康的维护确实功不可没。

4."五禽戏"和老子养生的契合

亳州是涡水岸边驰名中外的药都，自古以来就有"仙乡"的美誉。有此说，必有所据，因为老子、庄子、陈抟老祖这些被民间传为"神仙"的道家名人，都诞生在亳州这块神奇的土地上。

谚语流传"涡河湾里出神仙"。"神仙"长生不老不足信，但"神仙中人"一定是长寿。在长寿的同时，生命的质量要高，应该思维敏捷清晰，步履轻健，年寿虽高，但毫无老态龙钟之相，这样才能称得上仙风道骨。

司马迁在《史记》中说："盖老子百六十余岁，或二百余岁。"又说老子"以其修道而养寿也"，他的寿命肯定是超过一般人的。老子长寿的原因是修道，应该是有养生秘诀的。

明代张自烈著有《正字通》，书中记载几个难读难认之字，如"戁""蹄"，都注明出自亳州老君碑。老君碑又称"老子养生秘字谱"。此碑最早立在亳州"道德中宫"、河南鹿邑太清宫（古代属亳州管辖，清末才划归河南省）。以后由于战乱频繁，此碑不知所终。

我曾拜访陕西西安清华宫的靳景全道士，他说陕西有几个道观里都刻有"老子养生秘字谱"碑，只是刻有一联或二联，不全面，版本也各不相同。"老子养生秘字谱"中第一句是"戁舼焿桓愈牖欒"（注读：玉炉烧炼延年药）。其中"欒"是"药"字，意指自家水，即唾液是自身的药。历代武术家、养生家都将其视为健身之宝，把它形容为"金津""玉液""玉泉""琼浆"。

古人创造文字，千口为舌，舌边能生水，舌有水则活，从中可以看出古人对唾液的重视程度。现代医学在临床上判断患者的脱水程度时，也把舌面的含水状态作为一个参考指标。

现代医学对唾液做了深入的研究，发现唾液能增强人体的免疫功能，唾液中含有人体健康所需要的淀粉酶、溶菌酶、磷酸钙、氨基酸，还含有钾、钠、钙镁等多种电解质。

唾液中的淀粉酶是帮助消化的一种重要的酶，还能抗炎、保持口腔清洁，唾液被吞咽后可以中和胃酸，有利于防治消化系统疾病。

据《三国志》记载，华佗在精通医学的同时，还兼通数经，晓养性之术，年且百岁，而貌有壮容。养性之术，华佗认为是古之仙者为导引之事。仙者，应该是老庄之类的道家人物。

华佗创造的"五禽戏"，是从《庄子·刻意》"熊经鸟伸"的二禽之戏、《淮南子·精神训》"熊经鸟伸、凫浴猿蠼，鸱视虎顾"的六禽之戏综合发展而来。在被华佗创造之后，"五禽戏"在历代传播发展中形成了不少流派，虽然风格特点各有不同，但基本要领都是要内外兼修、动静兼使、刚柔相济、神形合一。

五禽戏中任何一戏都要调意、调心、调息，当内气和外部动物的神态融为一体时，口中自有津液涌出，此时不要吐掉，轻轻咽下去，五脏会长久得到滋润，能使人益寿延年、百病不生。因为"唾液"是"櫜"，是身中之宝，是药。

中医学认为，"唾为肾之液"。肾为先天之本，唾液咽下去以后，津能载气，就是说，唾液携带的种种"信息""营养"进入身体后，起着消化、滋阴、降火、解毒、滋润和濡养的作用。

演练"五禽戏"时唾液增多，也可说明肾的功能得到锻炼，肾水充盈，可以养肝、补心、健脾、宣通肺气。

"五禽戏"不仅能防病，起到保健作用，也能治病。现代医学研究发现，演练"五禽戏"时产生的唾液含有能增强凝血酶原的物质，可以抑制外来细菌，增加机体神经机能，防止癌变。

唾液来源于自身，很容易获取，还能够使人健康长寿。如有兴趣，不妨练"五禽戏"，体会体会唾液的妙处。

下篇 二百年中药世家详解毫药性味

　　余家世代从医，先祖亦医亦耕，奉"保和堂"之号，自清代康熙年至今，九世近三百年矣。家族从事医疗模式为"前铺后坊"，诊疗、取药在临街铺面，后宅为炮制采药材的仓场。每一味药，先祖均教导子孙辨认株形，体认品味，区分优劣。熟知生熟性味，亲自动手加工炮制，教育方法是"医药一体"。

　　因而，保和堂弟子均熟知药性，临床时对药材有较为精深的体会心得。

一、《毫药拾味》前言（代引言）

毫药情浓

　　古圣先贤究天地之际，合人事之宜，含慈悲喜舍之德，乃举医事。上以疗君亲之疾，下以救贫贱之厄，中以保身长全，以养其生。

　　故知医事诚非小事，乃天地之相合，人命之相系。医者，易也。大则能容天下之事，小则可析秋毫之理。此实乃华夏文明之灵魂，中华文化之载体。大哉乾元，至哉坤元，传承上下五千余年。

　　上古有神农尝百草以明药性，黄帝与岐伯互议医道，中世有长桑、扁鹊之医道相承，汉有公乘阳庆及仓公之医迹凿凿。至汉末，有仲景之出，广《汤液》而治理法，继之有华佗刮骨剖腹之技，堪称绝学。

　　至此之后，代有灵性之人，饱学之士，参论医道，以扬中医之德，以救贫困之厄。直至近世，西学东渐，咄咄逼人，致使理不明者反戈，志不坚者鸦雀。此诚然国家之悲哀，民族之灾厄。

　　值此民族振兴之际，应携手志同道合之士，协力发扬吾医之精粹，持守中华璀璨之文化。

　　今有张君超伟，世居"华佗故里，药材之乡"。家系世医，有贤者之风度，君子之雅量。幼承家学，后又师从多名中医界之贤士。学成以医名于乡里，服务于百姓。闲余会心于书画，工善于诗词。置情思于自然之趣，论理法于事物本末。有感于中医之现状，不忍坐视，于诊务繁忙之际，偷隙于笔端，著有《亳药拾味》一书。

书中选录亳州道地药材之精粹，参以当地民间流传之佳话，附以自己临床之实验，析以中医之理法，旨在传扬中医药之文化，使之植根于民族文化土壤之中。此书极具文学之品位，切合医学之实用，恕有心者会意于其间，量有所得。值此书即将付梓出版之际，欣然为之序！

（北京中医药大学教授、伤寒专业博士生导师 肖相如）

二、亳药与中医相表里

我是闻着药香长大的，生在药都，长在药都，家族又数代悬壶济世，对中医有讲不清的眷恋，说不尽的亲切，化不开的浓浓情结。

父亲生前是中医主治医师，继承了"保和堂"家传数代的临床经验，又挖掘亳州民间中草药，用以防病治病。在20世纪70年代，政府号召把医疗卫生的重点放到农村去，大力开展农村卫生合作医疗。父亲响应政府号召，在大杨镇附近的聂关、郭万、烟桥等好几个大队开展合作医疗工作。

那时候的农村，真正是缺医少药，农民生活也相当艰苦。父亲为减轻农民负担，对常见病多采用中药治疗，往往自己动手，就地取材，采收到的中药亲自在家炮制。那时候炮制药物使用地锅，很多次都是我烧锅，父亲掌握炮制。

在这个过程中，父亲总是一边炮制药物，一边教我如何掌握火候，蜜炙如何放蜜，蒸煮炒煅如何恰到好处，我们家祖传的炮制方法和一般的炮制方法有何不同……因此我身上总是带着炒麦芽、炙枇杷叶等留下的一丝丝甜甜的药香，许多小伙伴都说我身上有一股味儿。

是的，我就是带着这淡淡的药味长大的。父亲采用的许多中药都是来自田间地头，他往往用不起眼的草药，就能收到治疗奇效。父亲经常对我说："三月茵陈四月蒿，五月茵陈当柴烧，这就看你能否识别草木与天地阴阳相通的气息。"自小，我就对"春柴胡、夏枯草、秋菊、冬花"等中药的习性充满好奇心。

长大后，我在基层医院从事临床工作，虽然学习的主要课程是西医，但由于骨子里对中医药的偏爱，自幼熟记四大经典的部分内容、《汤头歌》《药性赋》，以及一部分中医名段。所以在临床工作几年后，我又系统学习了中医理论，临床上师承朱希亨、吴锦洪等名老中医。回到亳州后，又师从名中医、书法家罗舒庭先生，既学医，又习字。

得益于诸位老师的言传身教，我在临床中治愈了不少疑难重症，这样亲聆中医药作为生命音符谱成的神奇旋律，因而就更加地热爱它了！

商品经济的大潮风起云涌，人们对中药的经济价值倍加关注，而对中医药文化的内涵却渐趋冷漠。中药是天然药物，孕育的背景是中国传统文化、历史积累的集合。所以中医药不仅是中国传统文化的精髓，同时也是世界优秀文化的瑰宝。

当前，日本、韩国、新加坡等国家控制了大部分国际中药贸易，我国占的比例却很小，中医药的发展精进刻不容缓。要使中医药走向明天，首先要全面地继承下来，然后再发扬光大。

欲全面继承中医药，就要加深对中药的普及认识，没有中药的良好基础，发展中医就会成空中楼阁。为让更多的人认识中药、了解中药，并品味其中优秀的文化内涵，我试图将有关中医药的美丽神话、史话、传说穿插在各篇之中。《西游记》第三十六回就以中药药名入诗，"寻坡转涧求荆芥，迈岭登山拜茯苓"，《三国演义》中华佗为关羽刮骨疗毒的情节也引人入胜。这些无不流露出人们对中医药的赞美与寄情。

可动起笔来，我却又犹豫了。

在我国，药食同源，中药的品种浩如烟海，性味归经及功效的知识实在是太丰富了，看看每味中药都是宝，都有写不完的妙处，从何写起呢？思来想去，还是删繁就简，就从《中国药典》中冠"亳"的"亳药"写起吧。虽然其中冠"亳"的药仅四味，但目前在亳州栽培的品种已达几十味之多。

以前，常见的中医药读物大多数都是仅就药性、归经、主治等介绍一通，使人感到呆板乏味，一般读者产生不了兴趣。

由于长时间饱受中医药文化的熏陶，我深知每一味中药背后都有一些动人的故事传说，还有许多和历代医家相关的临床趣闻。这些都包含着厚重的文化内涵，充满了人性化的爱意。一味味中药用其生命的汁液滋养着人类，呵护着人类。这汁液是那样鲜活，我想把它的鲜活写下来，写出它精妙的灵魂，却不知能如愿否。

希望这些中医药点点滴滴的闪光露珠，能引起人们对中医药文化的兴趣，从而更加去关注它、弘扬它。希望人们对它的兴趣，像一颗颗中药的种子生根并渐渐发出幼芽，长起枝条，最后枝繁叶茂，使我们"药都"亳州真正成为中医药文化的绿洲。

但愿这绿洲的生命之色染遍大江南北、天涯海角。

三、亳药拾味与临床验案

（一）亳芍味苦性又平，散瘀通络医"青盲"

早春，大地刚刚苏醒，白芍就已露出尖尖的紫红芽苞，向人们透露出春天的气息。到了三四月间，亳州到处都是芍花的海洋，"十里五里生朝霞"，那景象真是美极了。据亳州白衣律院一老僧说，亳州旧俗，每年四月，城内几处大的庙宇，都以芍药花献佛，最盛时可达万余朵。佛经《过现因果经》也谈到"瞿夷寄数花于善惠仙人以献佛"。由此看来，亳州旧俗以"芍药供佛"还是有来历的，"数花"之中大概也有芍药吧。

芍花在我国历史上栽培很早。《诗经·郑风·溱洧》中就有"维士与女，伊其相谑，赠之以芍药"的诗句，说明两千多年前，芍药花就是爱情信物了。在亳州，还一直流传着华佗与芍药的美丽传说。

相传东汉名医华佗的房前屋后，种满了花木药草。对每味药，他都仔细品尝，弄清药性后，才用到患者身上。一次，有位患者送给华佗一株芍药，他就把它种在了屋前。他尝了这株芍药的叶、茎、花之后，觉得平平常常，没有什么明显的药性，所以就没有用它来治病。

一天夜里，夜深人静，春风宜人，月光透窗。华佗正在灯下精心撰写《青囊经》，一条一条地记录着某药治某病，书写之间，忽听窗外有女子的哭声，他抬头往窗外一看，见窗外朦朦月色中有一美貌女子，似有委屈。华佗颇感纳闷，但走出门外，却不见人影，只见刚才那女子站立的地方，正是那株青枝绿叶的芍花。

华佗心想，难道是它吗？他看了看芍花，摇了摇头，自言自语地说："你自己全身上下无奇特之处，怎么能让你入药？"说罢转身回屋里去了。谁知刚刚坐下，又听见那女子的啼哭声，出去看时，还是那株芍药。反复几次，都是如此。

华佗觉得奇怪，唤醒熟睡的妻子，把刚才的情景一五一十地对她说了一遍。妻子望着窗外的花木药草说："这里的一草一木，到你的手里都成了良药，救活了无数人的性命，独有这株芍药被冷落一旁，想来你是没有查清其用处，它自然感到委屈了。"

华佗听罢笑道："我尝尽了百草，药性无不辨得一清二楚，该用什么用什么，没有错过分毫。对这株芍药，我也多次尝过了它的花、叶、茎，确实不能入药，怎么是委屈了它呢？"

华佗有些不耐烦了，不愿多说，便倒头睡觉了。妻子觉得丈夫已经不像以前那样听人劝说，担心这样下去，难免会出差错。事隔几日，妻子月经来潮，血量很多，小腹绞痛，于是瞒着华佗，挖起芍药根煎水喝了。不过一日，月经渐止，腹痛竟然痊愈，她就把此事告诉了丈夫。

华佗不仅感谢妻子，还从实践中得知芍药的确是一味止血、活血、调经、镇痛的良药。由于华佗的栽培实验，芍花便在亳州大地上广泛种植起来，后来又发展到四川、杭州等地，但亳州产的芍药个大、色白、粉性足，是芍中名品。

华佗性格耿直，又耻于只为曹操等少数人服务，最终被曹操所杀，他的著作也在狱中被焚毁，所以后来医书中未见华佗对芍药的使用记载。华佗弟子吴普所述《神农本草经》对芍药的主治功效做了详细的论述。《后汉书·华佗传》也说："吴普从华佗学，依准佗方，多所全济。"可见吴普实录了很多华佗的医方经验。

与华佗同时代的张仲景在其所著的《伤寒论》《金匮要略》二书中，多次使用芍药。以此推之，华佗使用芍药是情理之中的事。

亳白芍不但花容绰约，且在古时候，还作为药食并用。罗愿《尔雅翼》说："制食之毒，莫良于芍，故得当名"。相传商汤在亳州建都时，其辅政伊尹曾用芍药调和五味，而且还以芍药比喻治理国家之理。传说伊尹还著有《汤液经》，可惜已失传。

白芍入药，首载于《神农本草经》，言其性味苦辛、无毒，归肝脾经，有养血敛阴、柔肝止痛、平抑肝阳的作用。

我出身于中医世家，家传"保和堂"药号所使用的白芍，大部分是产自涡河两岸的，不但色白、体重、粉足，而且切开断面有菊花状的纹理，入药疗效更佳。这大概与涡河两岸的土壤及气候有关。

现代药理研究证明，白芍含有白芍苷、苯甲酸、β谷酸，有解痉、镇痛、镇静、抗菌、抗病毒、止汗、利尿等作用，历代医家不断扩展它的使用范围，以致有了"十方六芍"的美誉。

亳白芍是亳州的地产市花，在临床上更是发挥其奇特药效，我欣赏它、喜爱它，用它治好了不少疑难杂症。

1996年五六月间，亳州城区湿热难耐，急性结膜炎（俗称"红眼病"）渐渐流行起来。我每天都要诊治几十位结膜炎患者。一天下午，有熟人带了一个双眼接近失明的小伙子来就诊。这个小伙子26岁，两年前发现双眼视力慢慢减退，以后病情渐渐加重，辗转奔波于郑州、徐州等大医院求诊问药，虽经各地医院诊治，找了不少专家，几乎耗尽所有积蓄，但病情却无一丝好转，而且视力逐渐下降到右眼仅能隐约看到眼前手动，左眼只能看见灯亮。

这么沉重的打击，精神上的压抑，使小伙子痛苦不堪，每天都以泪洗面，简直失去了生活下去的信心。他听别人介绍我治好了很多"红眼病"患者，就抱着试一试的心理，让表哥牵着他的手来找我诊治。

我详细询问了他的发病情况及治疗经过。这个小伙子平时也很细心，随手把一个塑料袋递给我说："这是我在各地医院诊治的病历资料，都在这儿，您看看，救救我吧！"我阅读分析了各地医院的病历记录，诊断上异议不大，大致相同，结论是"双眼视神经萎缩，球后视神经炎"，中医称之为"暴盲""青盲"。中医学认为是肝经郁滞、肝郁化火、血热气逆而引起玄府闭塞，脉络不通。我安慰他说："别着急，心情放松，我给你查查眼底。"

我用眼底镜检查他的右眼眼底，发现其视神经乳头边界清楚，视神经乳头颞侧褪色，黄斑中心窝反射欠佳，未见明显水肿，视神经乳头盘上动脉均显变细。我看到他眼底的第一感觉便是整个眼底太苍白了，好像妇女经期失血过多引起的那种苍白感。

从患者多方求医无效来看，可知外邪久客于肝经，以致肝气闭郁脉络不通，造成视神经逐渐萎缩。既然用营养神经药如多种维生素、血管扩张剂等常规疗法徒劳无功，看来只有另辟蹊径，才能出现曙光。

外看这小伙子虽值壮年，但精神萎靡不振，舌质润，苔薄白，脉沉细数，重按轻。按病程来说，病久必虚。《内经》说"肝受血而能视"，气血亏虚，则肝欠濡养而目暗。

患者眼底既然如妇女经期失血后的苍白，能否用妇科调经之药来治眼底萎缩？我眼前顿时一亮，首先想到白芍，以妇科调经名方四物汤加减，且重用白芍。

制方：亳白芍 30g，生地黄 10g，熟地黄 10g，山药 10g，当归 12g，川芎片 6g，女贞子 10g，桑寄生 10g，香附 10g，甘草 3g。10 剂，水煎服。

服药 10 天后，小伙子欣喜地告诉我："右眼观手动较以前清楚一点，平时每天少气无力，成天睡不醒似的，而现在每天中午眯瞪一会儿就管用了，下午也有精神了。"我说有希望了，劝他不要着急，继续用前方加上太子参 10g，黄芪 10g。前后经过 3 个月的治疗，其右眼视力恢复到 0.8，左眼视力恢复到 0.2。

几年后，我在街上碰到这位小伙子。他神采飞扬地告诉我："自从您治好我的眼病后，我就开始做起药材生意，并和一个从事切药的姑娘结了婚，去年又添了一个胖小子，日子过得甜滋滋的，真是一辈子承您的情。"

余回家品茗细想，心中恬适。作为一个能提高患者生命质量的医生，我感到无比欣慰。

【临床验方】

1. 高血压、头痛、眩晕：白芍 12g，钩藤 15g（后下），石决明 15g（先煎）。每日 1 剂，水煎，分 2 次服。

2. 痛经：白芍、熟地黄、当归、川芎各 9g。每日 1 剂，水煎服。

3. 胸肋疼痛：白芍、柴胡、枳壳、香附各 12g。每日 1 剂，水煎，分 2 次服。

4. 盗汗：白芍、桂枝各 9g，甘草 6g，生姜 3 片，大枣 5 枚。每日 1 剂，水煎服。

5. 腹肌痉挛疼痛、腓肠肌痉挛疼痛：白芍 15g，炙甘草 6g。每日 1 剂，水煎服。

6. 妇女赤白带下：白芍 90g，干姜 15g。细锉炒荼，捣碎过筛，空腹每服 6g，每日 2 次。

7. 三叉神经痛：白芍 50g，炙甘草 30g，酸枣仁 2g，木瓜 10g。水煎服，每日 1 剂。

（二）亳菊傲霜逢重阳，疏风止痛裁妙方

"一从陶令平章后，千古高风说到今。"提起菊花，人们总是联想到飘逸的君子、古代的高士。每到金秋之际，西风送爽，天高云淡，亳州河边地头、田间庭院，处处能看到绚丽多姿的菊花。

在中国的传统文化中，菊花傲立风霜，是品质高贵、坚韧贞节的象征。菊花最早见于《周官》一书，《礼记·月令》有"季秋之月，菊有黄花"之说。古往今来，由于菊花历史悠久，具有品种繁多、色泽艳丽、花形多样、品德高尚等特点，与梅、兰、竹一并被誉为"四君子"。

在亳州，流传着一个菊花仙子的故事，代代相传。

很早以前，涡河边住着一个叫石柱的农家少年。石柱家里很穷，八岁就没了父亲，母亲由于生活艰辛，经常哭泣，把眼睛都哭坏了。石柱为给母亲看眼病，求医买药，不辞劳作。母亲不知吃了多少药，可眼病仍不见好转。

一天夜里，石柱做了一个梦，梦见一个漂亮姑娘来告诉他："沿涡河往西，在涡河与小洪河交汇处，有一个百草园，园中有株白色的菊花，能治眼病。这花要到九月九日重阳节才开放，你用这花煎汤给你母亲吃，定能治好她的眼病。"从此以后，石柱就等啊等啊，一直等到第二年的重阳节那天。

石柱去了百草园中，觅得一株奇异白菊，移种在自家屋旁，每天采下一朵白菊花，煎汤给母亲服用。不久，石柱母亲的眼睛便复明了。

白菊花能治眼病的消息很快传了出去，村里人纷纷前来观看这株不寻常的白菊花。

这消息也传到了当地一个财主那里，财主遣手下人前往石柱家，欲强夺那株菊花，因双方争夺，结果菊花被折断，石柱十分伤心。

半夜，石柱上次梦见的那位漂亮姑娘来到他身边，劝他说："石柱，你的孝心已经有了好报，不要伤心，这菊花梗子虽然折断了，但根还在，它没有

死，你只要将根挖出来，移植到另外一个地方，就会长出新的白菊花。"

石柱依此栽培，第二年九月九日重阳节，又开出了一束浓郁芳香的白菊花。后来，种植菊花的技能也被村里的百姓学会了，并广为流传。

在我国，农历九月九日是传统的重阳节。因为古代的《易经》把"六"定为阴数，把"九"定为阳数，九月九日两个阳重叠，故而叫"重阳节"，也叫"重九节"。可能是因为菊花仙子的故事，亳州人对"重阳"极为重视。三国时曹操之子魏文帝曹丕在《九日与钟繇书》中说"岁往月来，忽复九月九日。九为阳数，而日月并应，俗嘉其名，以为宜于长久，故以享宴高会"，并赠送给钟繇（三国时著名书法家，其小楷《宣示表》为目前文献中的最早法帖）一束菊花，称以助彭祖之术。

古时人们在重阳节雅集，并认识到菊花有保健益寿的作用。改革开放以来，每年在亳州召开的全国中药材交易会暨中医药博览会也选择在九月九日，想来也是源远流长吧。

汉代成书的《神农本草经》载有 365 种药物，是我国现存最早的药物学专著。《神农本草经》把菊花列入上品，说它"主诸风，头眩，肿痛，目欲脱，泪出，皮肤死肌，恶风湿痹。久服利血气，轻身耐老，延年"。菊花因此有"长生药""延寿客"之雅称。

李时珍《本草纲目》载："其苗可蔬，叶可啜，花可饵，根实可药，囊之可枕，酿之可饮，自本至末，罔不有功。"菊花全身都是宝，所以古人称"服之者长寿，食之者通神"。

菊花产地众多，品种多样，不同产地出产的菊花各有特色。不同的菊花，性状和功效各有不同。常见者有杭菊、滁菊、怀菊、亳菊等不同品种。

亳州是历史名人华佗、曹操的故乡，又是全国最大的中药材交易集散地，该中心上市品种近 2100 种，上市量 6000 吨，年成交额 50 亿元以上。"亳菊"也因被国家收入《中国药典》而享誉国内外。

"亳菊"花朵大，花序绝大部分为白色的舌状花，中央为极少数短小茎的淡黄色管状花。

"亳菊"味甘苦，性微寒，归肺、肝经。其轻清凉散，甘凉益阴，苦可泄热，故有疏风清热、平肝明目之功效，久服延年益寿，用于风热感冒、头痛、眩晕、目赤肿痛、眼目昏花。

我曾以菊花为主药，辅以其他药，施治一顽固性头痛患者，遂对菊花有了更深的认识。

1998年重阳节前夕，我接诊一位姓王的男性患者。患者长期从事水果零售生意，自述患头痛已经三年多了，一旦头痛起来，服用止痛片、注射止痛针，当时都不见效，实在头痛难忍的时候，就自己用一次性注射器针头乱扎头两侧，用这种自我摧残的方式来转移痛觉，直至痛过那一阵，才渐渐止住头痛。

在诉说自己病情的时候，他表情十分痛苦，自述曾经在好多医院诊治，也做过 CT、核磁共振等检查，但始终没有查出什么异常，就是头痛起来，真是要命，服用过多种西药、中药都没有明显效果。此人形体稍弱，舌脉都没有大的异常征象。检查时他又告诉我，平时怕风。

我突然灵机一动，头为诸阳之会，三阳经均循行于头面部，太阳经头痛，多在头顶部；阳明经头痛，多在前额及眉棱骨处，只有少阳经头痛多在头的两侧，每遇风则发作。所以用头痛医头的消极疗法，效果不理想。

《药性赋》说："闻之菊花能明目而清头风。"现正是重阳时节，秋菊满园，何不用毫菊为主药，再辅以他药配伍，疏风而祛病呢？

于是遣方如下：

毫菊花 10g，川芎 9g，白芷 10g，羌活 10g，藁本 10g，防风 10g。5 剂，水煎服。

5 天后患者告诉我服药后头痛次数减少，痛感也减轻了。我让其继续服用 5 剂。相隔 2 个月后，该患者因为身体其他不适来找我诊治，述说头痛病治好后，一直没有复发，而且平时怕风的现象也没有了。

本例重用菊花，一是取其疏风清热，二是佐川芎治少阳经头痛，辅以白芷、羌活、藁本、防风疏散上部风邪，协助增强祛风止痛之效。虽了了几味，却收到意想不到的效果。

菊花久服可以益寿延年，所以古往今来，有人用菊花酿成长寿酒，还有人用菊花烹制菊花名肴。

如清朝的慈禧太后，对餐菊有一定的讲究。《御香缥缈录·上苑奇葩》一节叙述了慈禧太后吃菊花火锅的情景。火锅汤滚后，先下鱼肉片，后下洗净过的白菊花瓣。鱼片在鸡汤里烫熟后的滋味，本来已是够鲜了，再加上菊花的那股清香，便分外可口。

另从清宫医药资料中发现，在慈禧所饮用的益寿方药中，就有一种"菊花延龄膏"，用料和工艺都很简单，只用菊花瓣一味，火熬透，去渣，再熬成浓汁，少炼蜜收膏，每日服 10g 左右。诸位有兴趣的话，不妨一试。

现代科研工作者认识到，菊花营养丰富，含有挥发油黄酮苷类及多种人体必需的氨基酸，维生素 E 的含量为 12.2mg/100g，锰的含量也很高。现代研究表明，菊花具有抗菌、抗炎、抗自由基、抗氧化、增强毛细血管抵抗力的作用，能治疗高血压、高血脂及动脉硬化等，还有明显的补益肝肺、抗衰老作用。

另外，亳州还产有一种野菊花，始见于《本草拾遗》。其棕黄色头状花序呈球状排列，别名苦薏，性味苦、辛、寒归肺于肝经，功能清热解毒，主要用于痈肿、疔毒、咽喉肿痛、风火赤眼等症。古人有"真菊延龄，野菊泄人"之说。白菊花既是中草药，也是保健食品。野菊花性苦寒，长期服用或用量过大时，会伤及脾胃阳气，出现胃部不适、胃纳不佳、肠鸣、腹泻便稀等不良反应，脾胃虚寒者及孕妇都不宜用。所以，亳白菊与野菊花在临床使用时，不能混淆，更不能互相替代。

【临床验方】

1. 流感：菊花、连翘各 10g，水煎服，连服数日。

2. 头痛（风热型）：菊花 12g，薄荷 6g，川芎 9g，蔓荆子 6g。水煎服。

3. 高胆固醇血症、动脉硬化：白菊花 12g，山楂 20g，混匀，分 4 次用沸水冲泡 10～15 分钟代茶饮，不可煎服，否则会破坏有效成分。

4. 眼底病（肝、肾虚目暗）：菊花 9g，枸杞 10g，地黄 15g。水煎服。

5. 急性结膜炎：菊花 10g，夏枯草 10g，芦根 15g。水煎服。

6. 痤疮：取鲜菊花 30g 加滚开水沏泡片刻后，兑入少量蜂蜜，可沏泡两次，温服，既治疗痤疮，又有益寿、美容、明目的作用。

7. 预防疖肿：以菊花 9g，金银花 9g，生甘草 3g，煎汤代茶，味甘清香。

8. 鲜野菊花、鲜蒲公英各 50g，共同捣烂外敷，每日换药一次，治疗急性乳腺炎早期。

9. 鼻炎：亳白菊 18g，蜂蜜 15g，先将菊花放在蜜上蒸 2 个小时，然后去菊花，用蜜滴鼻，每日 1 次，可治疗萎缩性鼻炎。

（三）无上清凉薄荷，巧治经年哑嗓

"无上清凉界"是道家心目中的高层境界，在"无上清凉界"中羽化成仙、长生不老是道家追求的终极目标。道家认为"宇宙在手，万物化心"，即真正通过自身实践去征服人类自身的躯体，提高自己生命的质量。

"涡河湾里出神仙"，亳州自古有"仙乡"的美誉。

《史记》记载，商汤和辅政伊尹探讨治国方略时，伊尹在汤都也就是在亳，首先提出"道"的概念。到了春秋战国时，老子、庄子集道家文化之大成，涡河流域就成了道家文化的发源地。

唐末宋初，亳州又出现了道家的中兴人物陈抟老祖。陈抟老祖又把道家文化推向一个新的高度，他活了118岁，这在当今也是一般人难以企及的寿命。

陈抟修炼的睡功之法，人称"华山高卧"。他明确提出"睡眠要先睡心，后睡目"，抛去世间的喧杂，心静自然凉。据说陈抟老祖还把家乡亳州的薄荷带到华山。他认为薄荷不但治蚊虫叮咬，其清凉之气，与"道"也有相通之处。

既然薄荷和道家文化的境界如此接近，其医学功效到底如何呢？

薄荷首载于唐代的《新修本草》，我国南北地区均有种植。亳州是药材之乡，薄荷种植面积相对较大，而且叶多，色深绿，气味浓香，比别处的药效要好。薄荷二月开始宿根生苗，清明前后分出栽培，收获期每年可采收2～3次。

薄荷茎呈四方形，表面紫棕色或淡绿色，花冠黄棕色，揉搓后有特殊的清凉香气，味辛凉，归肝肺经，多用于辛凉解表，对风热型感冒、上呼吸道炎症疗效较好。

我在临床上多以薄荷为主药治疗声带病变，收效很好。

声带病变多见于教师等用嗓过多的人群，病程往往较长，给工作造成许多不便。

曾治一患者王某，女教师，36岁。患者声音嘶哑一年多，进行性加重，一节课讲下来，就发不出声音，同时伴有口腔、咽喉部干燥。虽然不想喝水，但为了滋润嗓子，也勉强多喝一些。有时候嗓子还有疼痛和异物感。脉象平

偏细数，舌红苔薄。间接喉镜下见声带前 1/3 处有小结节。患者从事教师职业，用嗓过多，在发音讲话时，不注意科学用嗓，进而形成声带小结。患者曾服用"黄氏响声丸""清音丸"和消炎药等多种药物，效果都不好。"声带小节"在中医上称为"喉痹"，是临床上的常见病。

我想，既然患者咽干口燥用水滋润，何不用薄荷清咽润喉呢？

于是给她制方如下：薄荷 9g，金银花 10g，连翘 9g，当归 9g，赤芍 6g，麦冬 9g，沙参 6g，桔梗 6g，甘草 3g。10 剂，水煎服。

用药 10 天后，患者来复诊，自述嗓子除发高音有些费劲外，一般发音讲话清朗多了。复查间接喉镜，见声带小结已明显变平。嘱咐患者注意少讲话，续服 10 剂，以后未再复发。

希望我们辛勤的园丁，多研究一些科学的发声方法，经常练习深呼吸动作。如果讲上几节课后，嗓子不感到累，只觉得腹肌有点紧，这才是掌握了科学发音的方法。要学会综合发声，而不是单纯依靠声带发声。

关于薄荷，《新修本草》记载："主贼风伤寒，发汗，治恶心腹胀满。"《本草纲目》载其主治："利咽喉、口齿诸病。治瘰疬，疥疮，风瘙瘾疹。"《本草备新》载其主治："消散风热，清利头目，头风、头痛，失音痰嗽。"现代用其疏散风热，清利头目，利咽透疹，疏肝解郁。

现代药理发现，薄荷含挥发油、薄荷醇、薄荷酮等，其中薄荷醇能促进呼吸道分泌，对多种细菌、病毒、真菌有良好的抑制作用，还有促进透皮吸收的作用。

亳州已故老中医杨秋鹏先生曾治好一个被猫咬伤多年不愈的患者，只是用少量薄荷油，连涂伤口几天就治愈了。我问他临床上如何想起使用薄荷，杨先生说某书中曾记载"虎以犬醉，猫以薄荷醉"，可能其依据就在这里。

由于经济的飞速发展，生活节奏的明显加快，许多人急功近利，心浮气躁，一些学术界的精英、企业界的骄子，都处于亚健康状态，不少人甚至英年早逝，这是气浮躁则生火引起的代谢紊乱，以致百病丛生。生此繁嚣之地，那就不妨多饮薄荷制剂吧，体会"清凉境界"之妙谛！

【临床验方】

1. 睑缘炎：薄荷以生姜汁浸一宿，晒干为末，每用 3g，沸汤泡洗。

2. 急性、慢性鼻窦炎：薄荷不拘多少，水煎鼻浴。

3. 头痛：薄荷、樟脑、花椒各等分，研为细末，搽患处。

4. 治口疮：薄荷、黄柏等分碾末，加入青黛少许搽之。

5. 细菌性痢疾：薄荷煎汤单服。

6. 感冒、头痛、周身骨节酸痛，背微寒，无汗，脉浮数者，薄荷叶 10g，蝉蜕 9g（去足），生石膏 18g（捣细），甘草 4.5g。水煎服。

7. 外阴瘙痒：新鲜薄荷 1500g，食盐、明矾各 1 匙，水煎成汤洗浴患处，每日 1 次。

8. 风热感冒：贯众 20g，薄荷 10g。水煎服。

（四）霜降采桑堪大用，一味碎末去沉疴

人们往往把对故乡的思念寄托于物，无论走到哪儿，都会把故乡说成"桑梓之地"。桑在我国南北各省都有种植，但像亳州这样大面积植桑成林的应该不多。

相传商汤建都于亳，遭七年大旱，于是他沐浴净身，以自己为牺牲，祈于桑林。时至今日，亳州还流传着"桑林祈雨"的美谈，据说商汤的夫人也是采桑女。

亳州蚕丝织成的"万寿绸"在明朝万历年间曾作为贡品而闻名朝野。桑叶尽情吮纳着天光地色、阳光雨露，到了霜降时节，其颜色就变成了浅绿中透出一些淡黄色，带着成熟的风采。这时候，桑叶又走进千家万户，便成了祛病的良药。

宋洪迈《夷坚志》中有这样一则故事。严州山寺有一僧人，形体十分消瘦，每天吃的也少，身体很虚弱，就枕时汗出遍身，衣服和被子都湿漉漉的，将近 20 年未曾治愈。寺中有一监寺僧得知其病情后，笑着对他说："我有药奇验，肯定药到病除。"教他以霜桑叶焙干研成细末，米汤送服，每次二钱。几天后，该僧 20 年的宿疾竟消除了。

《神农本草经》亦记载桑叶止汗，其说应有可信之处。我受此启发曾治一奇症，效果也是出乎意料，可见古人不余欺也。

1997 年初，有一董姓少女来求诊治。患者自述患鼻病两年多，每次流清水鼻涕稀似水，自己很难控制，经常不自觉地流下来。有时候会连续打许多

喷嚏，鼻子也不发痒。经常性头痛，多在前额两眉之间。患者由于鼻塞不通，长时间靠口呼吸，出现咽干口燥的症状。来就诊时，她手里还提着一个塑料杯，说一会儿也离不了水，还离不了纸巾。嗅觉也比较迟钝，实在忍受不了时，就吃一些抗过敏药，滴一点滴鼻剂，用后稍好一些，也不大管用。由于长期使用抗过敏药物加上鼻塞，患者平时总像感冒似的，整天昏昏沉沉，怎么也打不起精神来，吃了不少中药，总不见好。诊断时，我看她舌质淡红薄白，脉象偏细，用鼻镜检查一下鼻腔，只是双侧下鼻甲稍肥大，其他也没有什么异常征象。此种病情在临床上较为少见，如果属于过敏性鼻炎，应有鼻部发痒症状，而患者却没有，颇为鲜罕。

《内经》说："五脏化五液，心为汗，肺为涕，肝为泪，脾为涎，肾为唾，是为五液。"可见五液是人体津液的一部分。涕为肺液，在生理情况下，涕能滋润鼻腔，湿润所吸入的空气，黏附灰尘等空气中的杂质。但涕液过多或过少，都属于病理现象。

我在为该患者切脉时就寻思，汗和涕同为人体津液的组成部分，用止汗之法或许能收敛鼻涕。今天偶然遇到这个奇症，既然各种药物治疗都不十分理想，不妨试一试桑叶止涕。于是，我嘱咐患者每日吞服干桑叶末 9g，用米汤送服。此女听后半信半疑，认为自己已经服用那么多药物都没有效果，一味桑叶就能治疗好两年多的流鼻涕？该不是推辞自己吧？

我看出了她的心思，就告诉她说："此药省事，又没有什么副作用，你试试看。"她说，试试就试试吧。半个月后，此少女来我处，喜出望外地告诉我："真是意想不到，服用桑叶末的第五天，鼻涕就明显减少，现在已基本上正常了。"她说自从得了流鼻涕这个讨厌的毛病后，就没有睡过一个安稳觉，不是被鼻塞闷醒，就是流鼻涕流醒，这下可好了，一觉睡到天大亮。说话间喜形于色。

桑叶在《神农本草经》列为中品，性味苦甘寒，归肺肝经。能"除寒热，止汗"。《本草纲目》也记载："治劳热咳嗽，明目，长发。"少女鼻流清涕应属肺热郁滞，而桑叶入肺经，擅长疏风清热、明目。明清时期，温病学派兴起，创立名方"桑菊饮"。在人们和传染性、病毒性疾病的斗争中，桑叶作为第一线药物，更是立下赫赫战功，不能因为常见而忽视它。

现代实验研究证明，桑叶含挥发油，有广谱抗菌作用，其水煎剂对流感病毒、疱疹病毒、柯萨奇病毒、埃可病毒及钩端螺旋体有抑制作用，能抑制病毒复制，延缓病毒所致的细胞病变的发生。

【临床验方】

1. 预防儿童上呼吸道感染：桑叶 6g，金银花 6g，连翘 6g。水煎服。

2. 急性结膜炎（红眼病）：桑叶 10g，决明子 10g，车前子 6g，煎汤外洗。

3. 湿疹：桑叶 50g，没药 50g，加入 1000mL 水中煎至 500～700mL，冷却备用。用软布或纱布浸没药液，平敷于患部，每次 30 分钟，每日 2 次。

4. 脚癣：桑叶 20g，蛇床子 15g，煎汤泡脚，每日 2 次。

5. 淋巴结炎：桑叶 10g，夏枯草 10g，白术 6g。水煎服。

6. 舌破生疮：桑叶 10g，黄柏 9g，甘草 6g，水煎含漱。

7. 风湿性关节炎：鲜嫩桑枝 3 尺，剪碎，水煎服。

8. 预防乙脑：绿豆 50g，桑叶 50g，鲜白茅根 50g。水煎服。

（五）七月莲花何止美，"莲"字至身皆医人

"未出水时先有节，至身无处不医人。"这是我对莲花从内心发出的赞美。莲花又称荷花，是一种观赏价值、药用价值和经济价值都很高的植物，属睡莲科多年水生草本植物。莲花自古以纯洁、高贵的品质，深受人们赞誉。宋明理学开山之祖周敦颐爱莲花之洁白，曾作《爱莲说》，其中"出淤泥而不染，濯清涟而不妖"被人世代传诵。李白诗句"清水出芙蓉，天然去雕饰"更是为莲花传神。

人们把莲花作为美的化身，吉祥的象征，所以佛教在融入中国本土文化后，与莲花发生了千丝万缕的联系，画佛像、塑佛身都是以莲花为宝座。可能佛教认为莲花从淤泥中生出，却不被淤泥污染，又非常香洁，表喻佛祖、菩萨在生死烦恼中出生，又从生死烦恼中开脱，故有"莲花藏世界"之说。

作为药用植物，莲一身皆是宝，它的九大部分——荷花、荷叶、荷蒂、荷梗、莲子、莲须、莲房、藕、藕节均是历代医学家常用的药材。

荷花味苦、甘，性凉，归心、肝经，可清暑、止血，用于跌打损伤、呕血。

荷叶味苦，性平，归肝、脾、胃经，有清热解暑、升发清阳、凉血止血

的功用，鲜用、干用均可。每日单用干荷叶 9g 或鲜荷叶 30g 左右，煎汤代茶饮，连用 3 个月可明显降低体重，称得上最为简便有效的减肥方法。

荷蒂古称荷鼻，是荷叶的基部，连同叶柄周围的部分叶片，有安胎和止泻的功效，适用于腹泻、血痢和妇女胎动不安。

荷梗为荷的叶柄或花柄，能清热解暑，行气止泻，可用于治疗暑热胸闷，泄泻痢疾，以及妇女赤白带下病。

莲须又称莲蕊，是荷花中的雄蕊，是清心益肾、涩精止血之品，对多种出血如吐血、呕血、子宫出血，以及梦遗滑泄之症有治疗作用，生用、炒用均可。

莲房性温味苦涩，为散瘀止血专药，主治月经过多、赤白带下、产后胎衣不下。临床多用莲房炭。

莲子又名"藕实"，是莲最早被记载的入药部位，始载于《神农本草经》，被列为上品，又称"水芝丹"，"主补中，养神，益气力"。莲子味甘、涩，性平，归脾、肾、心经，可补脾止泻，益肾涩精止带，养血安神。用于脾虚食少、久泄、肾虚遗精、遗尿带下病、心肾不交之虚烦、心悸失眠。现代研究发现，莲子含淀粉、多糖、蛋白质、脂肪及钙、磷、铁盐等，营养丰富。

莲藕味甘性寒，归心、脾、胃经，是人们常食之物，生用可清热、凉血、散瘀，熟食能健脾、开胃、益血、生肌、止泻。

亳州栽培莲花历史悠久，五代时亳州民间就流传"十里莲花转陈抟"的说法。传说陈抟老祖是荷花仙子所生，此说只是民间神话，但当时亳州莲花之盛可见一斑。

现在亳州市各地都有栽植莲花，以亳州市西北魏岗集附近者为佳。魏岗靠近河南，故此有"胡（柘城县胡相城）芹魏藕双无渣"之说，甜食、咸食均可。

藕节味甘、涩，性平，归肝、肺、胃经，可止血、消瘀。我曾治一例鼻血症患者，鼻腔不明原因出血有 2 年多，因其本人胃部有溃疡病史，不敢多服用其他药物，检查鼻腔，除鼻内黎氏血管区稍有糜烂，无其他异常表现。当时是夏秋交替时节，我告诉他用鲜藕节 50g，煎水代茶，服用 7 天。从那以后，其鼻血症很少再发作。现代研究显示，藕节有缩短出凝血时间的药理作用。

莲花"叶可升清疗暑热，子能补脾效推崇"，当我们品赏碧叶红花时，可别忘了它周身都是妙药！

【临床验方】

1.咯血：鲜藕节去皮榨汁，鲜汁一杯加少许白砂糖搅匀，每日早晨空腹食用。

2.呕血：藕汁10mL，陈酒5mL，三七3g，鸡蛋1个。鸡蛋去壳，与上述各药和匀，炖熟服，有止血作用。

3.止血：藕节30g，水煎代茶喝，有止血功效。

4.遗精：白莲子60g，放在饭上蒸熟后服，每日2次，连服15天为1个疗程，具有补中养神、止泻固精的作用。

5.失眠：莲子心30g，朱砂0.1g研末，1日2次每次3g，白开水送下。

6.泄泻：莲子肉120g，饭锅巴120g，白糖30g，将前两味药焙干，研为细末，加入白糖，调拌均匀，1日分3次服下。

（六）水萝卜普通又平凡，施今墨巧引有奇效

亳州民谚说："冬吃萝卜夏吃姜，不用大夫开药方。"萝卜既是蔬菜中的佳品，又是医食兼优的中药。《五禛农书》云："萝卜一种四名，春日破地锥，夏日夏生，秋日萝卜，冬日土酥。"萝卜药名为莱菔，莱菔古代称菘，李时珍说："菘乃菜名，因其耐冬如松柏也。"上古之时称之"芦萉"，中古转为"莱菔"，后世讹为"萝葡"。唐代孟诜《食疗本草》始称"萝卜"。

亳州的萝卜，分"穿心红"、青萝卜和"大红袍"三种。"穿心红"萝卜，皮肉皆紫红色，亳州市区东南部郊区徐园有个曹操的拜将台（又名八角台），以该台附近所产者为佳。其他地方产者，紫红色穿不到心，内里有白筋。亳州餐桌上，多以糖醋"穿心红"萝卜为下酒菜，既爽口又解酒。

家父生前曾说过一段有关亳州"穿心红"萝卜的逸闻。

民国时期，亳州财力强者有八大家，其中有一汤家主人患胸部痞满症一年多，遍请亳州及几个邻县的名医治疗，都没有明显的效果，于是花重金延请施今墨来亳州会诊。

施今墨不仅是北京四大名医之一，在国内中医界也赫赫有名。施今墨来到亳州，望闻问切四诊之后，又详细翻阅了亳州诸位医生的脉案。当看到亳

州名医白秀峰脉案时，他指着其中的制方说，此方辨证精确，遣方有法，疗效不满意，只差一味引经药而已。嘱咐此方不变，加上"穿心红"萝卜两个为引，并注明要用曹操拜将台附近所产。

服过五剂药，患者的痞满症渐渐痊愈。施今墨走后，亳州中医界对施今墨无比叹服。一是佩服他辨证施治的精到，二是佩服他学问的渊博。他远在北京行医，又第一次来亳州会诊，对亳州曹操拜将台附近产的"穿心红"萝卜，不仅知道其产地，还研究过其药理、药性，在这次会诊中用平平常常的一种蔬菜，就治愈了患者缠绵一年多的病症，真是名不虚传。

现代研究发现，萝卜含有糖类物质和多种维生素，其中有一种糖化酵素，能分解食物中的淀粉、脂肪等，还有一种辛辣物质"芥子油"，具有促进胃肠蠕动、增进食欲、帮助消化的功能，所以亳州民间有"十月萝卜赛人参"之说。

近几年研究发现，萝卜既可治疗高血压和动脉硬化，还可防止胆结石的形成。萝卜所含木质素，能提高巨噬细胞的活力，还有一种酶，能分解致癌的亚硝胺，起到防癌作用。亳州民间，还经常用"穿心红"萝卜切丝压取其汁，令患者仰卧滴入痛侧的鼻孔内，此方法治疗偏头痛颇有效果。

据考证，用萝卜治头痛载于宋代张邦基《墨庄漫录》卷五，原是宋太祖时宫廷秘而不传的一张效方，因治疗王安石的偏头痛，又经元人芝元英《如宜方》和李时珍《本草纲目》辗转引录，才得以在民间广泛流传。

"穿心红"萝卜既是美食，又是良药，能下气定喘，治爽、消食除胀，利大小便，止气痛等。其可谓"生脆如梨，甘除凝滞"。只不过亳州民间的"穿心红"萝卜为最佳，一是汁多，二是不辣，病家乐于接受。不妨刻上几芽"穿心红"萝卜，捏几粒花生仁，喝几杯清茶，既顺气又养胃，滋润滋润罢。

【临床验方】

1. 预防感冒：生白萝卜250g，青果5枚，水煎服，连服3剂。

2. 四季感冒：白菜根10g，生姜3片，青白萝卜1片，水煎服。

3. 感冒，全身疼痛，发热，微恶寒，咳嗽多痰：白萝卜500g，莲须30g，葱白30g，核桃仁60g，生姜20g。将上述各药加水1500mL，煎至500mL，一次服100mL，1日2次。

4. 预防流脑：生白萝卜适量，每年在冬季三九至四九期间服用，每次服数片。

5. 白喉：白萝卜汁 20mL，土牛膝 10g，板蓝根 10g，僵蚕 9g，桔梗 9g。水煎服。

6. 菌痢、小儿噤口痢：干萝卜叶 100g，红糖 100g。水煎服。

7. 口疮：萝卜数个，洗净捣烂后绞汁，汁含服，每日数次。

（七）田畦佳蔬咀荆芥，解表败毒为良药

由于环境污染加剧，空气质量恶化，吸烟嗜酒人群增多，咽炎患者和咽部不适者数量大增。慢性咽炎就是慢性感染引起的弥漫性咽部黏膜炎性病变，成年人发病率高，又容易复发，根治很困难，有不少人咽部稍有不适就自行含服润喉片或口服六神丸、华素片等。

其实，这种做法是不妥当的，因为这些药物有一定的适应性，也就是说有一些人群应禁忌使用。如"西瓜霜润喉片"是用西瓜霜、冰片等药物加工提炼而制成的片剂，对咽部干燥肿痛且伴有声音嘶哑的患者疗效较好，但西瓜霜喷剂中含有西瓜霜、冰片等孕妇慎服的成分，所以孕妇，特别是有流产史、孕早期的妇女不主张使用。

"华素片"中含有碘分子，具有杀菌抗感染的作用，但是碘对口腔黏膜组织的刺激性很大，不宜长期含服，对碘过敏的人更是禁用。哺乳期的妇女含服含碘的润喉片，碘可经乳汁影响婴儿的发育。

六神丸是家庭常备的药物，主要成分是牛黄、麝香、蟾酥、雄黄、冰片、珍珠，具有清热解毒、消肿止痛的药效。但心脏病患者忌用六神丸，这是因为其主要成分蟾酥是一种具有强心作用的固醇混合物，其水解产物结构类似强心苷，会引起心律紊乱。另外，其中所含的麝香成分能引起子宫收缩，故孕妇禁用。

长期以来，许多患者除了自己含服润喉药物以外，还滥用抗生素，导致体内菌群失调，另外许多细菌出现抗药能力，致使人体对外界病原体的抵抗力降低。

我在临床上首先利用"药都"毫州到处都有的、来源于大自然的中草药，其中许多品种既是中药，又是食物，既有保健强身之功，又有防病、治病之效。常见的荆芥，就是一味既治疗咽炎又具有保健作用的天然佳蔬良药。

荆芥味辛微温，归肺、肝经。荆芥药用起源很早，《神农本草经》中原名"假苏"，记载其"主寒热，疬生疮血，除湿痹"。《本草纲目》明确提出其"散风热，清头目，利咽喉，消疮肿"。

《摄生众妙方》以荆芥为主药组成荆防败毒散，广泛用于治疗感冒及各种出血症及疮病初起兼有表证者。对于荆芥，医家视之为良药，百姓当之为佳蔬。

咽部炎症大多是伤风感冒未愈，或环境污染，造成肺阴不足而生虚热，单纯使用消炎药或润喉剂，更损肺阴，以致缠绵难愈。若患者碰到此类病症，我均嘱咐以荆芥 10g、南沙参 10g 泡茶冲服，取荆芥透表散邪、南沙参滋阴润咽之功效。

平时可将荆芥洗干净后，拌入细盐、米醋、酱油、生姜末、麻油之类的调味佐料，做成的凉菜味道清香扑鼻，鲜嫩可口。另外还可以用荆芥做汤。愿君多采食，为您的餐桌增加更多的风味。

【临床验方】

1. 牙痛：荆芥、薄荷、细辛等分为末，每次服 6g，煮沸稍凉漱口含咽。

2. 疮肿：荆芥一握，切段，以水 500mL，煮取 200mL，分两次冷服。

3. 大便出血：荆芥烧为末，每次饮服 6g，妇人用酒下，亦可拌面做馄饨食之。

4. 小儿脱肛：荆芥、皂角等分煎汤洗之。

5. 小儿脐肿：荆芥 3g 洗净，以煨葱刮薄贴之。

6. 鼻出血：荆芥 10g，陈皮 10g。水煎服。

7. 感冒：荆芥 12g，芫荽 12g，白茅根 10g。水煎服。

8. 外感引起的咽喉肿痛：荆芥 9g，桔梗 12g，甘草 9g。水煎服。

9. 麻疹不透：荆芥 10g，牛蒡子 10g，蝉蜕 10g。水煎服。

（八）金秋墙棚悬瓜蒌，清热祛痛敷靓妆

秋色带着成熟走来，在药都乡间小院，或园林一角，墙头架下挂满了许许多多如拳头大小的淡黄色瓜果，却只可目餐而不可口食，它就是"瓜蒌"，又名栝蒌。有人美其名曰"天瓜"，其根名"天瓜粉"。后人讹瓜为花，遂呼之为天花粉，沿用日久，也就将错就错了。

瓜蒌虽然我国大部分地区均产，但以亳州产量大、质量优，习称"亳天花粉"，被载入《中国药典》，其特点是色洁白，粉性足，质细软。瓜蒌根中含有大量的淀粉，药农常常秋冬采根，去皮寸切，用水浸泡，每日换水，这样五六日后取出，再捣为浆末，以细布滤其细浆粉，晒干后为粉末，这样得到的天花粉洁白如雪，故又称之为"瑞雪"。

唐代孙思邈在《千金方》中记载，用这种天花粉煮成的稀粥，名"天花粉粥"，是一种清热生津止渴的饮料，适用于热病伤津、口渴多饮、肺热干咳的病症。

瓜蒌在我国栽培历史较早。《诗经》中称为"果裸"，《吕氏春秋》又名"王菩"，《神农本草经》中才称之为栝蒌，又叫地蒌，为"中品"之药。有人考证，栝蒌即"果裸"二字音转而来，最后愈传愈失其真，变成今人习称的"栝蒌"了，其全根植物叫"栝蒌"，果实叫"瓜蒌"。

过去亳州女子冬天用瓜蒌涂面，谓之佛妆，大多数还只敷面而不洗，至春暖花开时才洗去，这样在冬天不被风尘侵袭，所以能使面部洁白如玉。这与今天重金属超标的化妆品相比较，无疑是最安全的绿色化妆品。

天花粉生津止渴，瓜蒌味甘性寒，能甘寒清润，功在润肺化痰。元代名医朱丹溪称赞瓜蒌为"治嗽之要药也"，故凡上焦郁热，多痰咳嗽，痰稠不易咳者，用之确能润燥清热，化痰止咳。

北京皮肤科名医赵炳南在为朱德元帅治疗带状疱疹时，就外用一味瓜蒌外敷，内用清热之剂，疗效显著，受到周恩来总理的表扬。问其所据，赵炳南回答说出自明代孙一奎的《赤水玄珠》一书。说明瓜蒌不仅止咳，其用途十分广泛。

《本草便读》说："一切肺痈肠痈，乳痈之属大者尤为相宜。"又因为瓜蒌有润肠通便之功，故治疗肠燥便秘亦验，可用于老年或病后大便干结。我在治疗带状疱疹时，外用瓜蒌敷贴，内服用天花粉、丝瓜络、枳壳、蒲公英等，治疗颇多，效果颇好。

瓜蒌属葫芦科植物，其根、茎叶、果皮、种子皆可以入药。李时珍《本草纲目》记载含瓜蒌之方极多，大部分是全用。过去我家收取瓜蒌后，逐个用软纸包裹好，以个大、无损、色橙、糖浓者为上。

【临床验方】

1. 糖尿病口渴多饮者：葛根 6g，天花粉 10g，知母 9g。水煎服。

2. 咳嗽、咳痰：天花粉 10g，贝母 3g，桑白皮 9g，桔梗 3g。水煎服。

3. 痈疮：天花粉 12g，金银花 10g，皂角刺 6g。水煎服。

4. 便秘：天花粉 10g，泡茶冲服。

5. 痰热咳嗽，胸闷，痰多：瓜蒌 1 枚，水煎服。

6. 腹痛：全瓜蒌 1 个（打碎），青皮 3g，苦楝子 9g。水煎服。

（九）色根桑茎名紫菀，宣肺疏结化痰喘

北宋徽宗时，显贵一时的宰相蔡京得了便秘，因其害怕损伤正气，所以拒服大黄等泻药。由于他权倾朝野，医者也多所慎忌，所以请遍京城名医治疗而无效。宰相府只好贴出告示说，谁能治好宰相的病，就赏银千两。当时有一位叫史载之的医生从四川峨眉山刚到京城不久，还不出名。他毛遂自荐前往蔡京府上，讨要二十文钱。

蔡京问他何用？史载之回答说，用作购药之资。

史载之仅买来紫菀一味药，研为细末，让蔡京用水送服，服后不一会儿，大便畅通了。蔡京感到惊奇，询问缘由。

史载之回答说："肺与大肠相表里，你是因为肺气不宣而造成大便不畅，紫菀功能肃降肺气，肺气得以肃降，这样就可以使大便畅通了。"史载之仅用一味紫菀就治好了蔡京的便秘病，从此之后便名扬京城了。

中医学认为肺与大肠相表里，肺气浊可影响大肠的传导功能，所以开肺气可以通利二便，不仅用于治疗大便不通之症，还可以治疗小便不通之症，中医上称为"提壶揭盖"之法。

本文所记载的用紫菀治好蔡京便秘的情况，就是用发挥了紫菀宣肺的治疗作用。这则故事也体现出中医治病重视整体观念、辨证论治的特点。我在临床治疗许多便秘，以紫菀为主，略加润肠之品，收效颇多。

紫菀来源于菊科植物紫菀的根茎，在亳州的栽培面积很大。春秋二季采挖后，除去泥沙及有节的根茎（俗称"母根"）晒干。紫菀入药也是首载于《神农本草经》，列为中品。李时珍在《本草纲目》中认为"其根色紫而柔菀故名"。

紫菀味苦、辛，性微温，归肺经，能润肺下气，消痰止咳，临床多用于治疗咳嗽气逆，咳痰不畅，以及肺虚久咳、痰中带血等多种类型的咳嗽。

紫菀甘润苦泄，辛温而不燥，擅长润肺下气，开肺郁化痰浊，久咳宜用蜜炙。

【临床验方】

1. 感冒久咳不愈：紫菀 6g，百部 9g。水煎服。

2. 肺结核痰中带血：紫菀 9g，知母 10g，川贝母 9g。水煎服。

3. 哮喘：紫菀 6g，党参 10g，黄芪 10g，干姜 6g。水煎服。

4. 咽痒咳嗽：紫菀 6g，荆芥 9g，桔梗 6g。水煎服。

5. 风寒咳嗽：紫菀 10g，百部 10g，干姜 6g，姜半夏 15g。水煎服。

（十）地衣雷精车前草，通淋止泻消肝毒

车前草属车前草科植物，我国大部分地区均有分布，多生于山野、路边、花圃和池塘边，亳州以涡河两岸所出产者质量为上乘。

相传曹操在征战北方三郡乌丸的时候，由于不熟地形，全军被围困在白狼山一带。时值盛夏季节，烈日蒸晒，水源极度匮乏。由于缺水时间较长，将士们和战马都患上了"尿血症"，腹胀如鼓，小便带血，而且淋漓难解。曹操和诸将领看到表情痛苦不堪、无精打采的将士们，心中十分焦急，但又苦无良策。

就在这个时候，一名马夫突然发现几匹患"尿血症"的战马小便清长，不尿血了。马夫感到很奇怪，仔细观察后发现，这几匹战马总是嚼食一种形状像牛耳的野草，马夫就猜想此草可能有治疗"尿血症"的作用。马夫本人也患有此病，于是就拔了很多这种草用水煮后饮用，没想到果然好了。马夫非常高兴，把这件事情禀告了曹操，曹操就问这草哪里有？马夫用手一指说："车前便是。"

曹操立即命令所有患病的将士都用这种草煎汤喝和饮马，很快这种病就被控制了。曹操摘下一株野草，仰天一笑："好个车前草，真乃天助我也。"曹操军中大多士兵都是亳州籍同乡，"车前草"的名字就这样在亳州流传了下来。

《神仙服食经》记载："车前一名地衣，雷之精也，服之形化，八月采

之。"车前的种子和全草都可以入药，全草称车前草。车前子性微寒，味甘，功能利水通淋止泻，清肝明目，清肺化痰，现在临床多用于治疗水肿胀满，热淋涩痛，暑湿泄泻，目赤肿痛，痰热咳嗽。

使用车前子治疗腹泻或水泻症，古书上有各种记载。

"唐宋八大家"之一的欧阳修就曾经患水泻症，多次请太医院的医生治疗，总是不见疗效。一日，他的夫人和佣人一起赶庙会时在集市上听人叫卖："专治腹泻，三文钱一帖，一吃就好。"夫人回到家后就告诉了欧阳修，让他买一帖吃吃看，可是他却说："咱们这些人的体质和终日劳作的人不一样，他们敢吃的，我们却不可轻易服用，以免发生意外。"

过了一段时间，夫人见欧阳修的病情一天天加重，心中实在焦急，俗话说"病重乱投医"，于是她就瞒着欧阳修让人买了一帖回来，搅拌在太医院医生开的药中给他服下了。结果一剂药下去，欧阳修的腹泻就止住了。

等欧阳修的病完全好了之后，夫人才把实情告诉了他。欧阳修听后大喜，马上派人把卖药的人请到家中，重金相赠以求其配方。卖药的人经不住欧阳修的百般请求，才说："这方子十分简单，只是一味车前子而已。"

明末清初的奇士，以"七剑下天山"而闻名的傅青主，书法、诗词、武术、医学无不造诣深厚，尤以医学更为精湛。他对车前子体会颇深，认为"车前子利小便而不走真气，利其水而存其精""车前分利其水湿，而又不耗其真阴之水，功胜于茯苓"。可见傅青主对车前子情有独钟。

车前草与车前子功能相似，除了利水通淋之外，还有清热解毒的作用。临床上用于治疗咽喉肿痛和各种皮肤肿痛疮毒。另外，车前子还有止血的作用。

更有趣的是，建筑学家发现车前草叶子的排列非常特殊，呈螺旋状，而且每两三叶之间的夹角都是137°。这样一来，所有的叶子都能得到充足的光照。仿照车前草自然结构设计建造的楼房，每个房间一年四季都能得到阳光的照射。

【临床验方】

1. 小儿单纯性消化不良：车前子炒焦碾碎，冲服。4～12月小儿每次0.5g，1～2岁小儿每次1g左右，每日3～4次。

2. 泄泻：车前子30g，纱布包，水煎服。

3.泌尿系统结石、肺热咳嗽：车前子 10g，生栀子 8g，甘草 3g，水煎服，每日 1 次。

4.急性尿道炎：车前草 15g，川木通 6g，水煎服，每日 2 次。

5.遗精：车前草根 15 株，水煎服。

6.菌痢：鲜车前草 100g，鸡蛋 1 个，共炒熟食用。

（十一）春采艾叶香熏灸，温经疏络和气血

"家有三年艾，不请大夫来。"这条谚语在亳州民间广泛流传，说明艾叶以陈艾为好，并且在防病、治病上用途广泛。

艾叶为菊科植物艾的叶，我国用其治病已经有 2000 多年的历史了。早在《诗经》中就有"彼采艾叶，一日不见，如三岁兮"的记载。孟子也说："犹七年之病，求三年之艾也。"可见当时艾叶在医疗实践中已被广泛运用。

最早在临床上应用艾叶的是灸，"灸"与"针"并合而齐名，现在仍"针灸"并称。艾叶在晒干捣成艾绒后，做成艾炷或者艾条，点燃后在人体表面上的穴位或患处熏灸。艾叶燃烧所产生的热力透入肌肤，使艾叶的温热之性散发，起到温经散寒、疏通经络、调和气血的作用。

《三国志·华佗传》记载华佗善用灸法，"若当灸，不过一两处，每处不过七八壮"。据史书记载，唐代的药王孙思邈活了一百多岁，大概就与常用艾灸有关。《名医别录》也称艾叶能"灸百病"。

现在临床用"灸"治疗呼吸系统疾病、消化系统、泌尿系统疾病、妇产科疾病、皮肤和外科疾病等，并通过对灸法作用机制进行多学科的研究，发现艾灸能激活免疫系统，从而产生抗炎、抗休克、抗肿瘤及解热镇静的作用。

艾叶不仅用来艾灸，还可以组方内服。

李时珍在《本草纲目》中对艾叶极为推崇，说艾叶"服之则走三阴，而逐一切寒湿，转肃杀之气为融和。灸之则透诸经，而治百种病邪，起沉疴之人为康泰，其功亦大矣"。艾叶性温，味苦、辛，内服具有散寒止痛、温经止血、安胎温宫之功用。主治月经不调、腹中冷痛、胎漏下血、胎动不安、宫寒不孕等症，是中医妇科治疗中的常用药之一。

《寿世保元》一书中还记载有名方"艾附暖宫丸"，本方使用艾叶与当归、香附配伍，治疗虚寒腹痛、月经不调、痛经，效果尤其显著。艾叶内服止血，

炒炭用止血之力更大，可以治疗吐血、便血等出血之症。

对艾叶的药理研究发现，艾叶除了富含挥发油之外，还含有鞣质、黄酮、微量元素，具有广谱抗菌、抗病毒的作用，对于多种细菌、真菌、病毒、支原体等有抑制作用；还有平喘、镇咳、祛痰、止血与抗凝血、抗过敏、解热镇痛、增加免疫功能，以及护肝、利胆、降压等作用。所以艾叶除广泛应用于治疗妇科疾病外，还可用于治疗慢性肝炎、肝硬化、慢性支气管炎、周围性面瘫、菌痢、臁疮、鼻炎、肿瘤等。

艾叶除药用外还可用于食疗。唐代孟诜在《食疗本草》中曾详细介绍了食用艾叶的方法和细节。"若患冷气，取熟艾面裹做馄饨，可大如丸子许"，"春月采嫩艾做菜食，或和面做馄饨如弹子，吞五枚，以饭压之"。现在亳州民间还有用嫩艾叶拌面粉，上锅蒸熟作为食物的习俗。

【临床验方】

1. 痛经：艾叶 10g，红糖 20g，艾叶炒至深黄色，同红糖一起放入杯中，用开水冲服。

2. 崩漏：艾叶 10g（炒），阿胶 10g（烊化），艾叶加水煮开后，兑入阿胶服用。

3. 鼻出血：艾叶 10g，鲜荷叶 10g，鲜侧柏叶 10g，水煎服用。

4. 月经不调：艾叶 6g，当归 10g，香附子 10g，水煎服用。

5. 菌痢：艾叶 10g，马齿苋 10g，水煎服用。

6. 习惯性流产：艾叶 10g，鸡蛋 2 个，白糖适量。将艾叶加水适量煮汤，加入白糖、鸡蛋搅拌即成。每日睡前服用。

7. 艾叶粥：干艾叶 10g，粳米 50g，红糖 5g，大枣 6 枚。艾叶煎好后去渣，再加入粳米、红糖、大枣，加水煮为稠粥状即可。适用于妇女虚寒性痛经、月经不调等症。

8. 蒸艾叶：新鲜艾叶 50g，面粉适量。艾叶洗净后拌匀面粉，上锅蒸熟，出锅稍凉后再加入蒜泥、香油调开食用，具有醒脾开胃之功效。

（十二）菊科地丁蒲公英，解毒清热疗百病

春天，漫步在涡河两岸，徜徉在田间地头，总能看到许许多多的黄褐色或淡黄色的小花，花茎一至数条，头状花序顶生，随微风徐动，白色的绒毛

在空中飘来飘去，把春天点缀得如诗如画。这种不起眼的小花就是蒲公英。

蒲公英又名黄花地丁，为菊科多年生草本植物蒲公英的干燥全草，始载于《唐本草》。蒲公英在亳州分布广泛，夏秋两季采收，鲜用或生用，性苦甘寒，归肝、胃二经，功效清热解毒利湿。

亳州民间用蒲公英的嫩苗拌上面粉，在锅里蒸熟，是一道不可多得的美食。蒲公英药食两用，主入胃经，我用它治愈许多胃病患者，体会颇多。

有一年夏天，我接诊一位在酒厂工作的工人。患者男性，46岁，有十多年的胃病史，胃痛经常发作，平时容易饥饿，但吃多点，胃马上就胀痛，还伴有泛酸嗳气，早晨起来刷牙不小心也能引起呕吐，齿龈也经常肿痛、出血，大便经常秘结。患者曾做过几次胃镜检查，大多诊断为慢性胃炎，吃过不少中药、西药，就是不能根除。

患者有时胃痛起来汗珠子直往下淌，胃胀得像皮球一样。我看他形体偏胖，舌苔厚腻，脉弦滑数，就问他早晨起来是否口干苦，小便黄。他说是，每天早晨起来嘴里都像吃过黄连似的，小便发黄。

把患者的各种症状综合起来，辨证分析，一派内热征象，只有清胃泄热，消积导滞，才能使胃热消而痛止。取蒲公英为主药，辅以清热消滞之品。

制方：蒲公英20g，黄连3g，黄芩6g，生川楝子9g，神曲15g，焦山楂15g。3剂，水煎服。

患者三天后来复诊时，告诉我他早晨起来嘴里的苦味淡了，胃痛也没有发作过，小便也正常了。于是就嘱咐他停服其他药物，只用一味蒲公英，每天20g泡茶服用，连服4周。以后见到患者，他说从胃痛好后就再也没有发作过。

研究认为，胃部炎症与幽门螺杆菌关系密切。现代药理研究发现，蒲公英含有留醇、胆碱、菊糖、果胶等，其水煎液对多种细菌都有抑制作用，对应激性溃疡病有预防作用，能减轻胃黏膜的损伤。可见蒲公英治胃炎有很多科学依据，应多加临床研究其医学价值。

蒲公英在临床上应用广泛。蒲公英配伍茵陈可以治疗湿热黄疸；与茅根同用可以治疗小便淋沥涩痛；配伍金银花、野菊花、紫花地丁等组成的名方"五味消毒饮"，治疗痈肿疮毒及其他外科感染，效果很好，为大家所喜用。

【临床验方】

1.急性乳腺炎：炎症初期，未成脓者，蒲公英连根带叶30g捣烂，煮沸后，存渣敷在患处。

2. 慢性胃炎、胃溃疡：蒲公英 10g，地榆 10g，陈皮 10g，茯苓 10g。水煎服。

3. 口腔炎：蒲公英适量（焙炭存性），枯矾、冰片各少许，共研极细末，取少量吹入患部。

4. 甲沟炎：蒲公英 30g，苍耳草 20g，以好醋浓煎浸洗。

5. 小儿流行性腮腺炎：取鲜蒲公英 15g，捣碎加鸡蛋清 1 个，白糖少许，外敷患处，每日 1 次。

6. 蒲公英 30g，金银花 20g，紫花地丁 30g，水煎服，每日 1 剂，可治疗早期急性乳腺炎。

7. 沙眼：鲜蒲公英适量，洗净折茎取汁点眼，每日 3 次，每次 1 滴。

8. 菌痢：蒲公英 50g，白糖适量，水煎服。

（十三）益寿固涩芡实，美容强身增智

小时候，每当放暑假，我们总是喜欢顶着烈日跑出去玩。玩出汗后，跑到井边，舀瓢凉水就猛喝，所以常常闹腹泻。每遇到这种情况，父亲就叫我和小伙伴一起到小河里去打捞一种形似鸡头状的东西，并告诉我这种东西的中药名叫"芡实"，民间又唤作"鸡头米"。别看它不起眼，人们可都称其为"水中人参"。芡实有收涩补脾之功效，治疗腹泻效果好得很呢！

芡实为睡莲科一年生草本芡的种仁，生长在水中，夏季抽茎长梗，顶端开过小紫花不久，就开始结果实，状如鸡头，它就是"芡实"了。芡实外面有青青的小刺，从水中把芡实打捞出来之后，剥去带小刺的外衣，里面躺着几十粒有着薄薄外壳的小果粒，慢慢再剥去小果粒外面的果壳，就会发现小果壳里面竟藏着一粒粒像珍珠一样雪白的种仁，有的比珍珠还圆，肉乎乎的，煞是喜人。

芡实作为药用历史很悠久，《神农本草经》把它列为上品，说它具有固肾涩精、补脾止泻的作用，还可让人耳聪目明，甚至能"轻身不饥，耐老神仙"。

当然，神仙是夸张之词，不足为信，但芡实"耐老"是说它有补益、抗衰老的神奇作用。芡实药性平和、甘涩，具有固肾补脾的药效，临床用于治疗梦遗滑精、妇女带下、小便不禁或尿频、急慢性腹泻等症。

如名方"水陆二仙丹"，就是用芡实和金樱子配伍，用于治疗梦遗、滑精或者夜尿过多。《本草求真》认为芡实的补益作用和山药相似，山药兼补肺阴，而芡实收涩固本的作用则大于山药。

《经验方》记述了芡实的服用方法，"鸡头粥益精气，强志意，利耳目，鸡头实三合煮熟去壳，粳米一合煮粥，日日空心食"。我患腹泻时，父亲就是用新鲜的芡实米 10g，加粳米 100g，煮成稀粥，往往一次即可治愈。

研究证明，芡实含有丰富的碳水化合物，还有许多对人体极为有益的营养成分，如蛋白质、粗纤维、胡萝卜素、维生素 B_1、维生素 B_2、维生素 C、钙、磷、铁等。因此，芡实是补而不峻的平补之品。

据《东坡杂记》记载，宋代大文学家苏东坡的弟弟苏辙至老年仍然身体健康、才思敏捷，就是得益于他嚼食芡实。每天 10～20 粒，持之以恒，常年不辍，既能强身益智，又能美容。

《金峨山房药录》中还有诗称赞芡实能使人容光焕发，精力旺盛。诗中言道："焕发容光精气壮，粥食香进思飞扬。金凤玉露鸡头熟，万里行吟妙趣长。"

【临床验方】

1. 芡实白术粥：炒芡实 20g，白术 10g，糯米 100g，加水煮成粥。每日 2 次，治疗腹泻。

2. 芡实莲子粥：生芡实 10g，莲子 10g，粳米 100g，加水煮成粥。每日 2 次，治疗老年人夜尿频繁。

3. 芡实银耳汤：芡实 20g，银耳 10g，红枣 10g，加水煮 20 分钟，治疗气虚体弱。

4. 芡实山药粥：芡实 30g，山药 20g，大枣 5 枚，大米 100g，加水煮成粥，分次服用，治疗慢性支气管炎。

（十四）马齿苋五行草，清热毒血肿消

早春，嫩绿的幼芽破土而出，接着长出葱绿的叶片，叶片状如马齿，而性滑利似苋，故人们称之为"马齿苋"。马齿苋长夏开花，朝开暮闭，炎夏酷暑太阳越炽热，它的花开得越盛。所以人们又称马齿苋是"太阳草"。马齿苋异名很多，人们大多称它为"五行草"，以其"叶青、梗赤、花黄、根白、籽

黑",象征着木火土金水五行之色。

马齿苋在亳州的田野、河坡、荒地、路旁到处随风摆动,仿佛在向人们致意,加之口感颇好,所以不仅医家视之为良药,百姓也以之为佳蔬。

夏秋季节,我们采拔茎叶茂盛、幼嫩多汁的马齿苋,除去根部,洗净后用沸水烫3～5分钟,将汁液轻轻挤出再拌入细盐、米醋、酱油、生姜末、大蒜泥、麻油之类调味品佐料,做成凉拌菜,味道鲜美爽口。亳州民间也常用马齿苋与面粉掺拌上锅,蒸熟后拌上蒜泥食用。

马齿苋入药首载于《本草经集注》,其味酸性寒,入肝、大肠经,功能清热解毒、凉血止痢、疗疮。《本草纲目》言其"散血肿、利肠滑胎、解毒通淋、治疗产后虚汗"。

唐代的李绛在《兵部手记》中记载,武元衡相国在四川时,得了"胫疮"(下肢溃疡),长期不愈,炽热作痒,百医无效。后来回到京城,有一官员献上一方,单用马齿苋外敷就治好了武元衡相国的恶疮。这就得益于马齿苋的清热解毒、散血消肿的作用。现代研究表明,马齿苋有抗菌作用,能够升高血钾。

马齿苋鲜用、干用均可,具有良好的清热解毒作用,所以常用于痈肿疗疮、湿疹、丹毒、蛇虫咬伤、蜂蜇刺伤等,外用温敷主要用于婴儿湿疹、接触性皮炎等。

马齿苋是治痢疾常用药物,其治痢作用相当显著。我临床多采用马齿苋鲜汁或煎液保留灌肠,效果都很理想。

有专家正在研究马齿苋的保健功效,通过给试验小鼠灌肠马齿苋提取液,测定与抗氧化、延缓衰老及美容有关的生化指标,如超氧化物歧化酶、谷胱甘肽过氧化物酶、过氧化氢酶及心肌脂褐素、过氧化脂质等,证实马齿苋提取液具有较明显的抗氧化、延缓衰老和润肤养颜的功效。

马齿苋虽是良药佳蔬,但根据古代医家经验,有两点应当注意。第一,《本草经疏》记载:"煎饵方中不得与鳖甲同入。"第二,是李时珍在《本草纲目》中认为马齿苋能"散血滑胎",所以怀孕妇女,尤其是习惯性流产的孕妇,应当忌食。

【临床验方】

1. 淋巴结核溃烂:新鲜马齿苋100g,洗净捣烂外敷。

2. 菌痢肠炎：新鲜马齿苋 750 ～ 1000g，洗净后捣烂挤出其汁水 150mL 左右，每天服 3 次。每次服 50mL，连服 5 ～ 7 天。

3. 疮肿丹毒、毛囊炎：新鲜马齿苋适量，捣烂外敷。

4. 钩虫病：新鲜马齿苋 250g，煎汁，加入食醋 50mL，分两次空腹服用，连服 3 天，如需行第二、三疗程，须间隔 10 ～ 14 天再服。

5. 急性阑尾炎：新鲜马齿苋、蒲公英各 250g，以清水煎两次，浓缩成 250mL，每日分两次服下，连续服用 3 ～ 5 天。

6. 白带增多：马齿苋适量，捣烂取汁半茶杯，加白蜜 30g，开水冲服，或以此汁同鸡蛋清调匀后炖熟温服，可治疗湿热型白带增多症。

（十五）生津止渴乌梅，敛汗杀虫固脱

在《三国演义》中有这样一段描写：曹操率领大军在行军途中，天气炎热却找不到水源，人人都口渴难忍。这时，曹操想了一个好办法，传令说："前面有一大片梅林，结有许多梅子，又酸又甜，可以解渴。"众将士一听，都想起了梅子的酸味，个个流出口水来。这就是"望梅止渴"典故的由来。

乌梅别名酸梅、梅实，为蔷薇科落叶植物，是梅的未成熟果实（青梅）的加工熏制品，于 5 月间采摘，低温烘至果肉呈黄褐色，呈皱皮，再焖至黑色，去核生用，或炒炭用，其药用首载于《神农本草经》，列为中品。

乌梅味酸、涩，性平，有生津止渴之功效，在临床上广泛用于消渴、烦躁口干等症，既可单味煎服，又可配伍天花粉、麦冬、人参等药同用，如名方"玉泉丸"。

西医所说的慢性萎缩性胃炎有癌变倾向，临床上病情很复杂，治疗见效缓慢。此病中医辨证多为胃阴受伤、食而无味、口干乏津，以乌梅为主药，取其开胃生津，再略加些养胃药，大多能开胃进食，常取得良好疗效。

乌梅涩肠止泻，常用于久泻久痢，尤其是泻痢日久，正气已虚者。清代名医刘鸿恩善用乌梅，视乌梅为知己，自号"知梅学究"，他说："乌梅毫无邪性，可以多用，可以独用，可以与一切补剂合用。"他临床愈病无数，对久泻体虚者用乌梅很有临床心得，称赞"惟独梅汤能舒胃气于独绝"。

乌梅也是安蛔止吐良药，可用于肠道蛔虫引起的腹痛、蛔厥、呕吐等。常配伍黄连、干姜、花椒等合用，如《伤寒论》中的名方"乌梅丸"。如应用

于治疗胆道蛔虫病，可配伍茵陈、蒲公英等，这样能使胆道收缩，促进胆汁分泌，因此，乌梅还广泛用于治疗胆石症、胆囊炎等，效果尚佳。

乌梅内服可止血，用于大便下血、尿血、崩漏不止等症。对于溃疡久不收口，以及痔疮、痔核，外用也可收到很好的效果。

现代药理研究发现，乌梅对大肠杆菌、痢疾杆菌、伤寒杆菌、绿脓杆菌、结核杆菌、霍乱弧菌及各种真菌等，都有明显的抑制作用，并能增加机体免疫功能。

乌梅属于药食同用的品种，既可药用，又是一种很好的保健品，尤其适合制成清凉饮料，烈日炎炎的盛夏，饮一杯酸梅饮料，既清凉润喉，又生津止渴。

【临床验方】

1. 肺结核，干咳，盗汗：浮小麦 30g，黑豆 30g，乌梅 5 枚，水煎取汁，临睡前一次服下，连服 5 ～ 10 剂。

2. 胆道蛔虫病：乌梅 10 个，水煎浓汁，一次饮服，可用于杀虫，排虫。

3. 鸡眼：乌梅 30g，食盐 3g，陈醋适量，将乌梅泡入盐开水内一天，去核捣烂，加醋为膏，贴患处，每日换一次，连用 2 ～ 3 次。

4. 子宫脱垂：乌梅 15g，石榴皮、五倍子各 9g，煎汤趁热熏洗外阴部，每日 1 ～ 2 次。

5. 慢性肠炎：乌梅 10g，石榴皮 10g。水煎服。

6. 小儿自汗：乌梅 3 枚，五味子 3g。水煎服。

四、亳药百药精粹，民间验方集锦

自古以来，太医院药材采取"贡献制"和采买制相结合。民间医生使用的草药，多为自己在山坡、田野采取。现在的饮片都是干品，而在古代多为鲜品，以保留其有效成分。所谓"六陈之外，诸药用鲜"。六陈歌曰：

半夏枳实并陈皮，

麻黄狼毒与茱萸。

六般药物陈方好，

临证方知见效奇。

我的祖辈用药，很多是现采现用，新鲜草药不但有自然的芳香，而且效用也很独特。除去一些道地药材、动物类、蛤蚧类药材需要市场采买，许多地方草药，都是可以在河边、路旁采摘的。这些药材到目前为止，大部分依然还有繁殖。

现予简要介绍，以备采摘参考。

（一）桑

地方名：桑树。

药物来源：桑科植物桑。

植物形态：桑科。落叶乔木或灌木，高可达 15 米。树体富含乳浆，树皮黄褐色。叶卵形或广卵形，叶端尖，叶基圆形或浅心脏形，边缘有粗锯齿，有时有不规则的分裂。叶面无毛，有光泽，叶背脉上有疏毛。雌雄异株，花期 4～5 月。果期 5～8 月，聚花果卵状椭圆形，暗紫色或白色。喜光，幼时稍耐阴。喜温暖湿润气候，耐寒。耐干旱、耐水湿能力强。

生长环境：本品均为栽培。

采集加工：

桑叶：秋季霜降后采，晒干。

桑枝：春夏季采嫩枝，晒干。

桑白皮：四季可采。切去表皮取肉皮，晒干。

桑椹：夏季桑果成熟时采，晒干为桑椹。

性味功效：

桑叶：性寒，味甘、苦。疏风清热。

桑枝：性平，味苦。祛风除湿。

桑白皮：性寒，味甘。清肺行水。

桑椹：性平，味甘、酸。补益肝肾。

【主治】

1. 破伤风：桑枝一段，直径约 1 寸，长 3 尺，架空，中间用火烧，两端即滴出桑木油，成人每次 10mL，加红糖服，服后出汗。

2. 骨折：桑白皮（鲜）、枳橘皮（鲜）、姜皮（鲜）各 200g，共捣烂，加麻油 200g，调糊摊布上，骨折复位后用药包扎 24 小时，去药后继续用小夹板固定半个月至一个月。

3. 咳嗽：桑白皮 20g，杏仁 9g，苏叶 6g，煎服。

4. 感冒：桑叶 9g，荷叶 6g，煎服。

5. 风火赤眼：桑叶煎汤，趁热熏洗。或用桑叶、黑芝麻、荨麻研末，每日 2 次，每次 9g，开水调服。

6. 低热、盗汗：桑叶、生地黄、麦冬各 9g，煎服。

7. 荨麻疹、高热、咳嗽：桑白皮 15g，丝瓜络、桑叶、钩藤、生石膏各 9g，枇杷叶 12g，山栀子 6g，煎服，连服 3 剂。

8. 水肿：桑白皮、地骨皮各 9g，甘草 6g，茯苓皮 12g，冬瓜皮 50g，煎服。

9. 梦遗：桑白皮 50g，杉树皮 3g，煎服。

10. 糖尿病、高血压：桑白皮、枸杞子各 50g，煎服。

11. 肝肾阴虚：桑椹 100～200g，生吃，或煎服，或加糖熬。

12. 老年便秘：桑椹 50g，煎服。

13. 胎动不安：桑白皮、苎麻根各 9g，六月雪 15g，煎服。

（二）荆芥

地方名：荆芥。

药物来源：本品为唇形科植物荆芥的干燥地上部分。

植物形态：唇形科。一年生，草本。茎近四棱形，上部钝四棱形，具浅槽，被白色短柔毛，全株有香气。叶对生，通常 3～5 羽状深裂，裂披针形。夏季开花，淡红色，唇形、聚生顶端呈穗状。小坚果卵形或椭圆形，几三棱状，灰褐色。

生长环境：田埂、路旁。

采集加工：药用地上部分。夏秋采，切段晒干，生用或炒炭用。

性味功效：性温，味辛。发汗解热，祛风解痉。

【主治】

1. 风寒感冒：荆芥、苍术、赤芍各 9g，甘草 6g，生姜 3g，煎服，咽喉痛加桔梗 9g。

2. 月经过多、崩漏：荆芥炭、生地黄炭各 3g，黄芩炭 6g，煎服。

3. 小儿发热抽搐：荆芥 9g，金银花 12g，菊花 6g，蒺藜 9g，煎服。

4. 风火赤眼（结膜炎）：荆芥 6 ~ 9g，煎服。

5. 头晕目眩：荆芥穗，研末，每服 9g，每日 2 次。

7. 麻疹透发不快：荆芥、防风、紫菜各 6g，浮萍、芦根各 9g，煎服。

8. 吐血、鼻出血、便血：荆芥炭 9g，地榆炭、仙鹤草各 15g，白茅根 50g，煎服。

（三）薄荷

地方名：仁丹草。

药物来源：本品为唇形科植物薄荷的干燥地上部分。

植物形态：多年生草本。茎直立，高 30 ~ 60cm，四棱形，全株密生白色短柔毛。叶对生，叶片长圆状披针形，披针形，椭圆形或卵状披针形，边缘有细尖锯齿，揉之有强烈香气，尝之有清凉味。花期 7 ~ 9 月，轮状花序，腋生，紫色或淡紫色，有时白色。果期 10 月，小坚果卵珠形，黄褐色，

生长环境：沟塘、路边及山野湿地。

采集加工：药用全草。秋采，切段晒干。

性味功效：性凉，味辛。清热解表，明目利咽。

【主治】

1. 预防中暑：薄荷、菊花、藿香、乌梅、甘草各等分，煎服。

2. 中暑：薄荷、生甘草各 3g，滑石 30g，煎服。

3. 感冒：薄荷 3.5g，芦根、茅根各 50g，煎服；或薄荷 3.5g，野菊花、桑叶各 9g，煎服。

4. 麻疹：薄荷 3.5g，升麻、连翘各 3g，牛蒡子 6g，煎服。

5. 咽喉肿痛：薄荷、桔梗、荆芥各 6g，僵蚕 9g，生甘草 3g，煎服。

6. 急性结膜炎：薄荷、黄芩各 9g，菊花、金银花各 20g，煎服。

（四）泡桐

地方名：青皮桐。

植物形态：玄参科，落叶乔木。叶对生，叶片长卵状心脏形，有时为卵状心脏形，全缘或波状，叶面深绿色，背部密被淡黄色或白色绒毛，革质或

膜质，顶端长渐尖或锐尖头，有长柄。花期3～4月，花冠管状漏斗形，白色仅背面稍带紫色或浅紫色，内有紫色斑点，聚散状圆锥花序。果期7～8月，蒴果长圆形或长圆状椭圆形，种子细小，多数。

生长环境：本品均为栽培。

采集加工：药用根。全年可采。

性味功效：性寒，味苦。消肿解毒，祛风止痛。

【主治】

1.筋骨疼痛：泡桐根50g，煎服。

2.痈肿：泡桐根50g，煎服；或泡桐根（鲜），捣烂外敷。

（五）侧柏叶（柏子仁）

药物来源：侧柏叶为柏科植物侧柏的干燥枝梢和叶，其种子为柏子仁。

植物形态：乔木。树皮薄，浅灰褐色，纵裂成条片。叶鳞形，先端微钝，小枝中央的叶的露出部分呈倒卵状菱形或斜方形，背面中间有条状腺槽，两侧的叶船形，先端微内曲，背部有钝脊，尖头的下方有腺点。雄球花黄色，卵圆形；雌球花近球形，蓝绿色，被白粉。球果近卵圆形。

采集加工：侧柏叶全年可采，阴干，切段。柏子仁秋采，晒干，去壳。

性味功效：侧柏叶性寒，味甘、苦、涩。凉血、止血。

柏子仁性平，味甘。养心，安神。

【主治】

1.高血压：侧柏叶15g，水煎，代茶饮。

2.血崩、消化道出血、痔疮出血：生侧柏、生茜草、仙鹤草各15g，煎服。

3.咳嗽痰中带血、鼻出血、牙龈出血、溃疡出血：侧柏叶15g，煎服。

4.月经过多：侧柏叶12g，艾叶炭6g，煎服。

5.心悸：柏子仁、炙甘草各15g，煎服。

6.心悸、失眠、遗精、多汗、产妇或年老体弱者便秘：柏子仁1～6g，煎服。

（六）苘麻（冬葵子）

地方名：苘麻。

植物形态：一年生草本。茎直立，被疏毛或几无毛。叶互生；掌状 5～7 浅裂，圆肾形或近圆形，基部心形，边缘具钝锯齿，掌状 5～7 脉，有长柄。花小，丛生于叶腋，淡红色，小苞片 3，广线形；萼 5 裂，裂片广三角形；花冠 5 瓣，倒卵形，先端凹入；雄蕊多数，花丝合生；子房 10～12 室，每室有一个胚珠。果实扁圆形，由 10～12 心皮组成，果熟时各心皮彼此分离，且与中轴脱离，心皮无毛，淡棕色。

采集加工：药用全草及子。全草 6～8 月采，切段，晒干；子 8～10 月采，晒干为冬葵子。

性味功效：性平，味苦。解毒祛风。

冬葵子性寒，味甘。消炎，利尿，通乳。

【主治】

1. 耳聋、耳鸣、关节酸痛：苘麻或冬葵子 9～50g，煎服。

2. 痢疾、中耳炎：苘麻 9～50g，煎服。

3. 尿道炎、小便涩痛：冬葵子 9～50g，煎服。

4. 妊娠水肿、乳汁不通、乳房胀痛：冬葵子，研末，每服 6g。

5. 尿路结石：冬葵子 15g，金钱草 100g，车前草 50g，虎杖、海金沙各 4g，瞿麦、萹蓄各 3g，木通 3g，煎服。

（七）绵枣儿

地方名：绵枣儿。

植物形态：百合科。多年生草本，地下鳞茎卵形或近球形，外面有膜质鳞片，黑褐色，内鳞片白色，鳞茎下面有多白色须根。基生叶，狭带状倒披针形，表面具凹沟。7～8 月开花，总状花序，具多数花，淡紫色。蒴果，倒卵形。

生长环境：山坡、路旁、草丛中。

采集加工：药用鳞茎，夏秋采摘，晒干或鲜用。

性味功效：性寒，味甘。清热解毒，消肿止痛。

【主治】

1.跌打损伤、腰腿和筋骨酸痛：绵枣儿鳞茎 3 ～ 6g，煎服。或绵枣儿鳞茎（鲜），捣烂外敷。

2.乳腺炎、肿毒、毒蛇咬伤：绵枣儿（鲜），捣烂外敷。

（八）绵茵陈

地方名：猴子毛、茵陈、绒蒿。

药物来源：本品为菊科植物滨蒿或茵陈蒿的干燥地上部分。春季采收的习称"绵茵陈"，秋季采割的称"花茵陈"。

植物形态：菊科。多年生草本，植株有浓烈的香气。茎直立，上部多分枝。叶互生，近圆形、长卵形，二至三回羽状全裂，上面密生白色绵毛。9 ～ 10月开花，头状花序，近球形，稀近卵球形，黄绿色。瘦果倒卵形或长圆形，褐色。

生长环境：山坡、荒地、路旁、河岸。

采集加工：药用幼株，春季采，晒干。

性味功效：性寒，味苦。清热利湿。

【主治】

1.黄疸型肝炎：茵陈、蒲公英各100g，煎服；或茵陈、仙鹤草各50g，车前草100g，煎服。

2.胆道感染、结石：茵陈100g，金银花、连钱草各50g，黄芩、柴胡、龙胆草各9g，蒲公英6g，煎服。

3.急性结膜炎：茵陈、车前草各50g，煎服。

4.痢疾、关节肿痛：茵陈15 ～ 50g，煎服。

5.风疹、湿疹：茵陈100 ～ 200g，水煎外洗。

（九）萝藦

地方名：瓢瓢秧、老妈妈针线包、货郎飘。

植物形态：萝藦科。多年生草质藤本，全株切断有白色乳汁流出。根细长，黄白色。茎圆柱状，下部木质化，上部较柔韧，表面淡绿色，有纵条纹，幼时密被短柔毛，老时被毛渐脱落。叶对生，卵状心形。花期7 ～ 8月，总状式聚伞花序腋生或腋外生，白色而带淡紫红斑。果期 9～12 月，果实纺锤形，顶端生白色棉絮状毛。

生长环境：路边、田野、房前屋后等地。

采集加工：药用根、茎、叶、果壳（天浆壳）、种子，秋季采，晒干。

性味功效：性温，味甘、辛。解毒消肿，止咳止血，补肾壮阳。

【主治】

1. 防治流感：天浆壳、紫苏梗（或茄子梗）、枇杷叶各 50g，蒲公英、桑叶各 15g，煎服。

2. 骨、关节结核：萝藦根 50～65g 浓煎，去渣加酒适量服。1 日 2 次，3 个月为 1 个疗程，可连服 2～3 个疗程。小儿酌情减少。

3. 百日咳：天浆壳、车前草各 5g，冰糖 15g，煎服。

4. 小儿疳积：萝藦茎叶，研末，每次 3g，加糖 15g，煎服。

5. 劳伤虚弱：萝藦根 100g，煎水或炖肉服。

6. 外伤出血：萝藦种子的白色茸毛，外敷。

7. 痈肿丹毒、毒蛇咬伤：萝藦（鲜），捣烂外敷。

（十）萝卜（地骷髅、莱菔子）

药物来源：本品为十字花科植物萝卜的干燥成熟种子。地骷髅为萝卜成熟后的地下老根，即萝卜母子。

采集加工：根叶夏秋季采，晒干或鲜用。种子、地骷髅秋季采，晒干。

性味功效：性平，味辛、甘。消食，化痰，利尿。

【主治】

1. 预防白喉：萝卜适量，切片，煎服。

2. 咳嗽：萝卜 150g，红糖 15g，煎服；或莱菔子、苏子各 9g，白芥子 6g，煎服。

3. 消化不良：莱菔子、谷芽、麦芽、山楂各 9g，煎服。

4. 浮肿、腹腔积液：地骷髅 50g，海金沙、一年蓬各 15g，煎服。

5. 声音沙哑、咽喉炎：莱菔叶 15g，桔梗、甘草各 6g，煎服。

6. 痢疾、腹泻：莱菔子 1 把，捣烂，冲糖水服；或莱菔叶 3～9g，煎服。

7. 臁疮（下肢溃伤）：萝卜（鲜）适量，捣烂挤去汁，取渣，加樟脑适量，与生桐油调匀，外敷。

（十一）萹蓄

地方名：路边草、铁心草。

药物来源：本品为蓼科植物萹蓄的干燥地上部分。

植物形态：一年生草本。茎平卧、上升或直立，自基部多分枝，具纵棱，茎节处稍膨大。叶椭圆形，狭椭圆形或披针形，长 1～4cm，宽 3～12mm，顶端钝圆或急尖，基部楔形，边缘全缘，两面无毛，下面侧脉明显。花期 5～7 月，花单生或数朵簇生于叶腋，遍布于植株，边缘白色。果期 6～8 月，瘦果卵形，具棱。

生长环境：路旁、田野、水边湿地。

采集加工：药用全草。夏季花未开前，叶茂盛时，割取晒干。

性味功效：性平，味甘。清湿热，利小便。

【主治】

1.急慢性肾炎、肾盂肾炎：萹蓄 100g，侧柏叶 50g，甘草 3g，大枣 4 个，加水 1.5kg，煎至 500g，1 日分 3 次服。

2.肠寄生虫病：萹蓄 500g，乌梅 250g，加水浓煎成 500mL。成人睡前服 30mL，儿童每岁 2mL。

3.腮腺炎：萹蓄一握，捣烂，生石灰水 16g，鸡蛋清 1 个，外敷。

4.急性尿道炎、膀胱炎：萹蓄、车前子各 12g，木通 6g，煎服。

5.小儿夜啼：萹蓄 6g，蝉蜕 4 个，水煎，调冰糖服。

6.鼻子出血：萹蓄 9g，炒炭研末，开水冲服。

7.蛲虫病：萹蓄 150g，煎水洗肛门。每日早晚各 1 次，持续数日。

（十二）葛根 葛花

地方名：葛藤。

药物来源：葛根为豆科植物野葛的干燥根。

植物形态：多年生木质藤本，长可达数米，全体被黄色长硬毛，地下有纺锤形肥大块根。羽状复叶具 3 小叶；托叶背着，卵状长圆形，具线条；小托叶线状披针形，与小叶柄等长或较长；小叶三裂，偶尔全缘，顶生小叶宽卵形或斜卵形，先端长渐尖，侧生小叶斜卵形，稍小，上面被淡黄色、平伏的蔬柔毛。花期 9 ～ 10 月，总状花序腋生，蝶状，蓝紫色或紫色。果期 11 ～ 12 月，荚果长椭圆形，扁平，被褐色长硬毛。

生长环境：山坡、路边、湿地。

采集加工：药用根、花。根早春、秋后采，去皮晒干切断。花夏季采，晒干。

性味功效：根性平，味甘、辛。解热透疹，生津止渴。

花性平味甘。解酒毒。

【主治】

1. 麻疹初起、疹透不快：鲜葛根 9g，麦冬 3 ～ 6g，煎服；葛根、升麻、甘草各 3g，牛蒡子 9g，煎服。

2. 风寒感冒：葛根 15g，水煎服；葛根、防风、荆芥、柴胡、黄芩各 5g，煎服。

热性病、烦躁口渴：葛根、麦冬、天花粉各 9g，石膏、生地黄各 12g，煎服。

3. 跌打损伤：鲜葛根，捣烂，调醋外敷。

4. 饮酒过多、烦渴：葛花 6g，煎服。

（十三）葡萄

药物来源：水果类葡萄。

性味功效：性平，味甘。生津止渴，利尿消肿。

【主治】

1. 心烦口渴：葡萄挤汁，以瓦器熬稠，入热蜜少许收膏，内服。

2. 热淋涩痛：葡萄、生藕、鲜生地黄、白蜜各 50g，每服 50mL，1 日 3 次。

3. 妊娠反应：葡萄适量，煎服。

4. 水肿：葡萄枝嫩心 14 个，蝼蛄 7 个（去头足），曝晒干，研末，每服 1.5g，白酒调服。

5. 腰脚腿痛：葡萄根适量，煎水熏洗。

（十四）楮树

地方名：楮桃树。

植物形态：桑科。落叶乔木，高数丈。叶互生，阔卵形，正面粗糙，反面密生柔毛，常有一至多个不对称的缺刻，边缘有锯齿，4～5月开花。雄花穗腋生，下垂；雌花穗球形。果荚有橘红色肉质外被。

生长环境：院内、屋旁、田边。

采集加工：药用子、叶、树浆及根皮。果9～10月采，晒干搓碎，簸除衣壳取净子；叶6～7月采，晒干或鲜用；根、皮10～2月采，晒干，切段。

性味功效：性寒，味甘。补肝益肾，活血利尿。

【主治】

1.菌痢、肠炎、消化不良、腹泻：楮树叶，晒干研末，开水冲服，每次2g，1日6次。

2.急性肾炎、全身浮肿：楮树根白皮、桑白皮各15g，猪苓6g，陈皮3g，生姜3片，煎服。

3.腰膝酸软、头晕目眩：楮实子、杜仲、牛膝各12g，枸杞子、菊花各9g，煎服。

4.阳痿：楮实子15g，煎服。

5.坐骨神经痛：楮树叶200g，艾叶100g，煎水蒸洗。

6.癣、神经性皮炎：楮树叶浆，外涂；楮树叶浆1份，凡士林9份，制成药膏外敷。

（十五）星星草

植物形态：一年生草本，高数寸至尺余，茎丛生，节处和叶梢下部带暗紫色。叶线状，披针形。叶舌膜质，下有绒毛。圆锥花序长圆形或金字塔形，分枝粗壮，单生，小枝及小穗柄上均具有黄色腺体；小穗成熟时带黑紫色。

生长环境：田野、荒地、路旁、草屋顶及墙头。

采集加工：药用全草及花。全草夏季采收，花秋季采收，晒干。

性味功效：性凉，味甘。清热利尿。

【主治】

1.脓疱疮：星星草花，炒黑存性，研末，香油调擦，每日1次，连擦3至5次。

2.尿路感染、肾盂肾炎：星星草9～15g，煎服。

（十六）荔枝草

地方名：癞蛤蟆子。

植物形态：唇形科。二年生草本，高1～2尺，地下有多数黄白色须根，茎方形，有棱，全株被短柔毛。基生叶丛生，茎上叶对生，长椭圆形，叶面有明显的皱纹，边缘有锯齿，基部圆形。4至5月叶腋及枝顶开紫色穿心唇形小花，穗状排列，小坚果，倒卵形，褐色。

生长环境：沟塘边或田野。

采集加工：药用全草，春夏季采收，鲜用或晒干。

性味功效：性凉，味苦、辛。清热解毒，利尿消肿。

【主治】

1.扁桃体炎、咽炎：荔枝草嫩叶100～150g，捣烂取汁滴鼻或直接滴于患处。

2.肾炎：荔枝草、车前草各15g，六月雪50g，鸭跖草3g，水煎，分3次服。

3.急性乳腺炎：荔枝草嫩叶，揉成团塞于鼻孔。左侧塞右鼻，右侧塞左鼻。

4.风疹作痒：鲜荔枝草捣烂，纱布包裹，频擦患处。

5.痈疽初起：荔枝草加食盐少许，捣烂外敷，并捣汁适量，开水冲服。

6.腹腔积液、肿胀：荔枝草100g，捣烂，加食盐少许，敷于脐部。

7.痔疮、肿瘤：荔枝草适量，煎水熏洗。

（十七）肺筋草

植物形态：百合科。多年生草本。根茎短，丛生纤维状须根，着生多数细块根，色白如蛆。叶多数，基生，线形，先端尖，被短毛。总状花序，疏生，淡红色。蒴果椭圆形。

生长环境：山坡、旷野、草地、地沟边。

采集加工：药用根，夏季采收。

性味功效：性平，味甘。润肺止咳，利尿化湿，驱蛔虫。

【主治】

1. 哮喘：肺筋草、韭菜根各 15g，煎服。

2. 咳嗽吐血：肺筋草、茅根各 50g，煎服。

3. 小儿肠道蛔虫病：肺筋草 9～15g，水煎，空腹服。

4. 小儿疳积：肺筋草 9～15g，猪肝 100～150g，水煮，吃肝喝汤。

5. 风火牙痛：肺筋草 50g，猪瘦肉 150g，水煮，吃肉喝汤。

6. 小便不利：肺筋草、萹蓄各 50g，煎服。

（十八）草决明

地方名：野咖啡。

药物来源：本品为豆科植物钝叶决明或决明（小决明）的干燥成熟种子。

植物形态：亚灌木状草本，高 1～2 米。茎直立，下部木质化，全株有短柔毛。叶互生，偶数羽状复叶，小叶 3 对，倒卵形，顶端圆钝而有小尖头，基部渐狭，偏斜，上面被稀疏柔毛，下面被柔毛。春季开花，成对腋生，鲜黄色。荚果纤细，近四棱形，两端渐尖。种子菱形。

采集加工：秋季采收成熟果实，晒干，打下种子，除去杂质。

性味功效：性平，味咸。清肝明目，润肠通便。

【主治】

1. 慢性便秘：决明子、火麻仁、瓜蒌仁各 5g，煎服。

2. 高血压头痛：决明子，开水泡，代茶饮。

3. 急性结膜炎：决明子 6g，捣碎，水煎服或研末调敷太阳穴。

4. 小儿疳积：草决明 9g，研末，鸡肝 1 个，捣烂，白酒少许，调成饼蒸熟吃。

5. 偏头痛：草决明、野菊花各 9g，蔓荆子、川芎各 5g，全蝎 3g，煎服。

（十九）红景天

地方名：火眼丹、火龙丹、蝎子草。

药物来源：本品为景天科植物大花红景天的干燥根和根茎。

植物形态：景天科。多年生木质草本，茎直立，圆柱形。全株带白色粉霜。叶对生或互生，偶有 3 叶轮生，卵形，全缘或波状，一般表面下凹，稍扁平，似舟状。夏季开花，伞房状聚伞花序顶生或腋生。小花白色，菁葖果。

生长环境：土墙墙头。

采集加工：药用全草，多鲜用，用时采。

性味功效：性平，味酸、微苦。清热解毒，生肌止痒。

【主治】

1. 烧伤、小儿丹毒和蜂、蜈蚣蜇伤：鲜景天叶捣汁外涂。

2. 火眼生翳：鲜景天叶，捣汁点眼。

3. 跌打损伤：景天加白酒少许，捣烂外敷。

4. 吐血：景天叶 15 片，冰糖 15g，水炖服。

5. 带下：景天花 9g，研末，白糖一匙，米汤冲服。

6. 鸡眼：鲜景天叶一片，浸小便内 5 小时后，用火熏烧，趁热外敷。

（二十）费菜

地方名：养心菜、景天三七。

植物形态：蔷薇科。多年生草本，根茎肥厚，近木质化，茎直立，不分枝，基部常紫褐色。叶互生，宽卵形至倒披针形边缘上部具细齿，下部全缘。6 月开花，聚伞花序顶生，花小，黄色。菁葖果，黄色或红色。

生长环境：岩石、山谷、山坡、山沟。

采集加工：药用全草，夏秋采，晒干或鲜用。

性味功效：性凉，味苦、涩。清热解毒，散瘀止血。

【主治】

1. 疮疖肿毒、毒蛇咬伤：景天三七鲜品，捣烂外敷。

2. 疮面感染：鲜景天三七，捣汁外涂。

3. 吐血、咯血：鲜景天三七 50～100g，煎服。

4. 癔病：鲜景天三七 100g，猪心 1 个，去外部油脂，放在瓦罐内，将药放在猪心周围，加蜜或冰糖适量，倒入开水，以浸泡猪心为度，水煮至猪心熟，去药渣，吃猪心，喝汤。

5. 跌打损伤：景天三七 100g，泡酒，酌量服用，另用鲜景天三七捣烂外敷。

6. 黄疸：景天三七、鬼针草各 50g，煎服。

（二十一）葫芦

药物来源：农作物葫芦，多栽培或食用，亦可做水瓢。

生长环境：栽培、路边。

性味功效：性平，味甘。清热解毒，润心肺，利尿消肿。

【主治】

1. 黄疸：腰葫芦（连子）1 个，烧存性，研末，每天服 3g，温酒送下，连吃 10 天，或用开水送服。

2. 牙龈肿痛、齿摇疼痛：葫芦子 400g，牛膝 200g，煎水含漱，1 日 4 次。

3. 水肿：陈葫芦瓢 1 个，于炭火上烤热，放入米酒中浸泡数分钟，拿出再烤再泡，如此 5 次，然后将瓢烧存性，研末，每次 15g，酒送服。或葫芦壳 50g，茯苓 12g，桑白皮 9g，煎服。

（二十二）芦蒿

植物形态：菊科。多年生草本。茎被白色柔毛。叶互生，羽状深裂，小裂片长，披针形，叶背面密被白色柔毛。头状花序，穗状排列，腋生或顶生，果瘦小，无冠毛，根和嫩茎食用。

生长环境：田野、草坡。

采集加工：药用叶，夏季采，鲜用或晒干。

性味功效：性温，味辛，微苦。祛风除湿，理气散寒。

【主治】

1. 寒湿脚痛：（鲜）芦蒿叶，捣烂外敷。

2. 风湿关节痛：芦蒿叶阴干，研末，用纸卷好，灸患处。

3. 腹痛：芦蒿嫩叶，嚼服。

（二十三）蛇含

地方名：鹰爪草、老刮筋。

植物形态：蔷薇科。多年生草本。茎多数，细长，略匍匐，具疏生的绢状毛。基生叶具长柄，茎生叶较小，柄短；掌状复叶，小叶 3～5，椭圆形或狭倒卵形。边缘上部有粗锯齿，下部全缘，茎生叶有长柄，茎部具托叶。花期 4～5 月，圆锥状聚伞花序，顶生，黄色。瘦果，绿白色。

生长环境：沟边、草丛、路旁、湿地。

采集加工：药用全草。春夏季节采，晒干。

性味功效：性微寒，味苦。清热解毒，止咳化痰。

【主治】

1. 小儿高热惊风：蛇含、鸭跖草、半边莲各 15g，煎服。

2. 咽喉肿痛：鲜蛇含，捣汁，加冷盐开水适量含漱。

3. 百日咳、风热咳嗽：鲜蛇含 50g，生姜 2 片，水煎服。

4. 中风不省人事：蛇含、鱼腥草各 50g，捣烂开水冲服。

5. 带状疱疹：鲜蛇含加食盐，捣汁外涂。

6. 疔疮肿毒、毒蛇咬伤：鲜蛇含 100g，煎服，另用鲜蛇含捣烂外敷。

（二十四）蛇蜕

药物来源：蛇蜕为游蛇科动物黑眉锦蛇、锦蛇或乌梢蛇等蜕下的干燥表皮膜。多见于田野、古屋、坟墓、草丛。

采集加工：药用皮膜，夏秋季节采收。去泥剪段，晒干，油炒备用。

性味功效：性平，味咸，有小毒。祛风解毒，退疫杀虫。

【主治】

1. 癣：蛇蜕 6g，苦参 15g，蛇床子 50g，白矾 9g。煎水熏洗。

2. 目翳：蛇蜕，焙黄研末，每次 2.5g，饭后开水送服，1 日 3 次。

3. 中耳炎：蛇蜕，焙黄研末，加冰片少许，麻油调匀，外滴。

4. 腮腺炎：蛇蜕 6g，洗净切碎，鸡蛋两个，加油盐炒熟吃。

5. 小儿头疮、面疮：蛇蜕，炒炭研末，麻油调敷。

6. 外痔发炎或内痔脱出：蛇蜕 6g，焙黄研末，加冰片两分，麻油调敷。1 日 3 次。

7. 痈疽：蛇蜕 1 条，全蝎 3 个，大胡桃 1 个。先将胡桃打开，一半去仁，将蛇蜕、全蝎置入壳内，再把胡桃用铁丝扎好，放入火内烧焦，研末，黄酒冲服。

（二十五）蛇莓

地方名：蛇泡。

植物形态：蔷薇科。多年生草本。全体被白色柔毛，茎细长，匍匐状，节节生须根。叶互生，掌状复叶具长柄，疏离，中间叶较大，二倒叶较小，菱状形或倒卵形，边缘有锯齿。叶柄长，茎部有托叶。3～5月开花，花单生于叶腋，花瓣黄色，倒卵形。花托球形或长椭圆形，鲜红色，覆以无数红色的小瘦果，并为宿萼所围绕。

生长环境：沟边、草丛、路旁、湿地。

采集加工：药用全草。全年可采收，晒干或鲜用。

性味功效：性大寒，味甘，微酸。清热解毒，凉血消肿。

【主治】

1. 白喉：鲜蛇莓，捣烂，加两倍冷开水浸泡4～6个小时，过滤，加白糖少许调味，1日4次。服用方法如下。

剂量/年龄	三岁以上	三至五岁	六至十岁	十岁以上
首次服用	50g	80g	100g	150g
每次服用	20～30g	40～50g	60g	100g

2. 小儿高热惊风：蛇莓、蛇含各15g，煎服；或蛇莓根3g，煎服。

3. 阿米巴痢疾、肠炎：蛇莓100g，浓煎，1日3次分服，连服4～12天。

4. 癌肿、瘰疬、妇女血崩：鲜蛇莓50～150g，煎服。

5. 带状疱疹：鲜蛇莓，捣烂取汁，调雄黄末外敷。

6. 疔疮肿毒、烫伤、毒蛇和狂犬咬伤：鲜蛇莓100～150g，煎服或绞汁服，另用鲜蛇莓捣烂外敷。

（二十六）梧桐

地方名：梧桐。

植物形态：梧桐科。落叶乔木，树干直立，上部多分枝，树皮绿色平滑。叶互生，心状圆形，掌状3～5裂，表面深绿色，背面淡绿色，有绒毛，茎出脉7条，均隆起，有长柄。夏季开花，圆锥花序，花小顶生，黄绿色，萼葵果，种子圆球形。

生长环境：丘陵、路旁，常为栽培。

采集加工：药用根、叶、花、种子。夏采花，秋采子、叶。根随时可采，晒干或鲜用。

性味功效：根叶性寒，味苦。花、种子性平，味甘。清热解毒，活血消肿。

【主治】

1. 小儿口疮：梧桐子，炒熟研末，外抹。

2. 伤食腹泻：梧桐子 3g，炒炭研末，冲服。

3. 白头发：梧桐子、黑芝麻各 9g，川续断、熟地黄各 15g，煎服。

4. 水肿：梧桐花 15 ～ 25g，直服。

5. 烧伤、烫伤：梧桐花，研末，香油调和外涂。

6. 风湿骨痛、跌打损伤、哮喘、蛔虫病：梧桐根或叶 15 ～ 50g，煎服。

7. 热淋：梧桐根，去外皮，捣烂，加淘米水用布绞汁，加白糖服。

8. 杀蝇蛆：梧桐根或叶，投浸厕所内。

9. 痈疮肿毒：梧桐根 50g，煎服。另用梧桐根或叶（鲜）捣烂外敷。

（二十七）斑蝥

地方名：斑蝥虫。

药物来源：本品为芫青科昆虫南方大斑蝥或黄黑小斑蝥的干燥体。多生长在丘陵、山坡、河床沙地、荒漠等地。斑蝥的栖息环境较独特，因成虫为植食性，幼虫为肉食性，所以成虫多生长在寄主植物上，幼虫多集中在蝗卵密度大的地方。

捕捉加工：药用全体，8 ～ 9 月捕捉，去头足，两翅，用糯米同炒至米黄黑为度，或用麸皮炒过再用醋煮，晒干。

性状：南方大斑蝥呈长圆形，长 1.5 ～ 2.5cm，宽 0.5 ～ 1cm。头及口器向下垂，有较大的复眼及触角各 1 对，触角多已脱落。背部具革质鞘翅 1 对，黑色，有 3 条黄色或棕黄色的横纹；鞘翅下面有棕褐色薄膜状透明的内翅 2 片。胸腹部乌黑色，胸部有足 3 对。有特殊的臭气。

性味功效：性寒，味辛，有毒。攻积破癥，解毒祛腐。

【主治】

1. 面神经瘫痪：斑蝥 1 个（去头、足、翅），葱白 1 个，共捣烂，做成二分钱币大小，贴在歪嘴对侧方向太阳穴，外盖橡皮膏，12 ～ 14 小时后，局部起小疱，用消毒针头抽出渗出液，外涂龙胆紫。如未愈，可在患侧颊车穴再敷贴 1 次。

2. 疟疾：斑蝥 1 个（去头、足），捣烂，于疟疾发作前 2 小时贴在肚脐上，胶布固定。如起疱，用消毒针头刺破，涂龙胆紫。

3. 妊娠胎死：斑蝥 1 个，烘干研末，调蜜服。

（二十八）蒺藜

药物来源：本品为蒺藜科植物蒺藜的干燥成熟果实。

植物形态：蒺藜科。一年生草本，全株有粗毛。茎由茎部分枝，平卧地面或略斜上。叶对生，偶数羽状复叶，小叶 4 ～ 7 对，长椭圆形，全缘。夏季开花，单生于叶腋，黄色。果实扁球形，成熟时分为 5 瓣，每瓣有二长二短尖刺。

生长环境：山坡、田野、路旁。

采集加工：药用果实和幼苗，果实秋季成熟时连秧采，晒干，打落，碾去刺尖。幼苗夏季趁嫩采，晒干。

性味功效：性温，味苦。散风止痒，平肝明目。

【主治】

1. 湿疹、皮肤瘙痒症、荨麻疹：蒺藜、防风、蝉蜕各 9g，白鲜皮、地肤子各 20g。煎服，药渣煎水熏洗。

2. 急性结膜炎：蒺藜、菊花各 20g，决明子 9g，煎服；或蒺藜研末，开水冲泡代茶饮。

3. 牙周炎：蒺藜，研末外搽或煎水含漱。

4. 白癜风：蒺藜，研末，醋调外搽；或蒺藜研末，每次服 3.5g，1 日 2 次，连服 1 个月。

5. 乳汁不通：蒺藜、苦参各 9g，地肤子 20g，煎服。

6. 头晕、胸肋痛：蒺藜、菊花、钩藤各 9g，煎服。

7. 跌打损伤：蒺藜 100g，水煎，甜酒冲服。

8.痈疽：鲜蒺藜叶捣烂外敷。

（二十九）蓬蒿

地方名：茼蒿。

植物形态：菊科。二年生草本。叶互生，二回羽状深裂。头状花序单生于枝端，舌状花一层，雌性，黄色或黄白色；管状花多层，两性，着生花冠上，花丝分离，子房下位，花柱2裂。瘦果。

生长环境：多为栽培，供食用。

采集加工：药用全草，夏秋季采。

性味功效：性平，味甘、辛。祛痰健胃。

【主治】

感冒、咳嗽、痰多、慢性胃肠炎、习惯性便秘：鲜蓬蒿，分量不拘，煮作蔬菜食。

（三十）辣椒

药物来源：本品为茄科植物辣椒或其栽培变种的干燥成熟果实。

性味功效：性温，味辛。祛风散寒，舒筋活络，杀虫止痒。

【主治】

1.冻疮未溃：红辣椒150g，干姜50g，共研末，生大蒜头50g，切细，酒精500g，浸泡1周，过滤取液，药渣加酒精250g浸数天，再过滤取液，两液合并，加入樟脑9g，外搽。

2.功能性子宫出血：辣椒根15g，鸡脚2～4只，煎服。止血后须继续服5～10剂，以巩固疗效。

3.风湿腰痛、劳伤：辣椒秆50g，水煎熏洗；或辣椒根50～100g，煎水，酒冲服；或鲜辣椒捣烂外敷。

4.风湿性关节炎：红辣椒20～30个，水煎煮软，加入花椒50g，煮沸半小时，用三层辣椒皮于睡前贴痛处，再用纱布浸花椒水热敷半小时，1周为1个疗程。

5.牙痛：辣椒根50～100g，食盐少许，煎服。

6.胃寒冷痛：辣椒100g，红枣10枚，煎服。

7. 疟疾：辣椒花 7 个，装入葱管，早晨空腹服下；或鲜辣椒 50 ～ 100g，煎服。

8. 扭挫伤（皮肤未破）：红辣椒 50g（去子），研末，凡士林 250g，调匀外敷，1 日 2 次。

9. 顽癣：鲜辣椒叶，捣烂，纱布包擦。

10. 痈疽疔疮：鲜辣椒，捣烂，外敷。

11. 灭蚊：辣椒秆、杂草适量，点燃熏。

12. 灭臭虫：辣椒，煎浓汁，趁热烧烫。

（三十一）鼠妇

地方名：潮湿虫子。

生长环境：潮湿的墙角、缸底、石下。

捕捉加工：药用全体，夏季捕捉，开水烫死，晒干或烘干。

性味功效：性温，味酸。破瘀止痛，通经利尿。

【主治】

1. 手术后伤口疼痛：鼠妇洗净，按 1 : 15 ～ 1 : 20 比例加水煎至含量为 10%，用 3 层纱布过滤，加适量防腐剂，每服 5 ～ 10mL；或鼠妇温水杀死，焙干研末，加淀粉和糖，制成 10% 散剂，分装胶囊，每粒含鼠妇 0.1g，每服 2 ～ 4 粒。

2. 经闭：鼠妇 3 ～ 9g，红花、桃仁各 9g，赤芍 20g，丹参 15g，煎服。

3. 小便不利：鼠妇 3g，车前子 20g，泽泻 9g，灯心草 3g，煎服。

4. 牙痛：鼠妇 3 ～ 9g，巴豆仁、胡椒各 1 粒，共研末，水和为丸，如绿豆大，纱布包裹，外塞痛处。

5. 鹅口疮：鼠妇 3 ～ 9g，研末，水调外敷。

（三十二）蜈蚣

药物来源：本品为蜈蚣科动物少棘巨蜈蚣的干燥体。

捕捉加工：药用干燥全虫。春夏捕捉，开水烫死，用两端削尖的竹片挑起头尾，将蜈蚣撑起，晒干。

性味功效：性温，味辛，有毒。祛风，止痛，解痉，攻毒。

【主治】

1.面神经麻痹：蜈蚣1条，甘草3g，共焙干研末，分2包，每服1～2包，1日2次。

2.破伤风：蜈蚣1.5～3g，钩藤、僵蚕各9g，全蝎3g，地龙6g，煎服。

3.小儿急惊风：蜈蚣1条，去足，焙干研末，加朱砂、轻粉等量研末，用乳汁调和成丸，如豆大，每次服1丸，乳汁送服。

4.淋巴结核溃烂：蜈蚣、茶叶各适量，共炒香，研末外敷。

5.鸡眼：活蜈蚣1条，冰片少许，共研末，水调成糊状，温水浸润皮肤，刮外皮后敷药，胶布固定。

6.蛇虫咬伤：蜈蚣4g，煎服；或蜈蚣研末，每服1～1.5g，1日2次。

（三十三）蜂蜜

药物来源：本品为蜜蜂科昆虫中华蜜蜂或意大利蜂所酿的蜜。

性味功效：性平，味甘。润肺胃，解毒止痛。

【主治】

1.咽喉干燥、喉哑失音：蜂蜜9～50g，温开水冲服。

2.慢性咳嗽、无痰或吐痰不爽：蜂蜜15g，加麻油、醋各1匙，开水冲服；或蜂蜜50g，温开水冲服。

3.大便燥结不通：蜂蜜50g，温开水冲服；或蜂蜜炼成硬膏，做成粉笔粗、半寸长的蜜棍，外塞肛门。

4.烫伤：创面用生理盐水洗净，蜂蜜外涂。

（三十四）鼠曲草

植物形态：菊科。一年生或二年生草本。茎直立，通常自基部分枝，密被白绵毛。叶互生；倒披针形或匙形，先端圆钝，具尖头，茎部狭窄，无柄，全缘，两面均有白色绵毛。花期4～6月，头状花序，花冠黄色。果期8～9月，瘦果。

生长环境：原野、荒地。

采集加工：药用全草，4～5月采，晒干。

性味功效：性平，味甘。宣肺祛风，化痰止咳。

【主治】

1.慢性支气管炎：鼠曲草、款冬花、杏仁、前胡各9g，贝母6g，麻黄3g，煎服。

2.咳嗽：鼠曲草、桑白皮各9g，炙款冬花6g，煎服。

3.高血压、胃溃疡：鼠曲草9g，研末，温开水送服。

4.痛经：鲜鼠曲草100～150g，水煎，冲黄酒服。

5.劳伤、筋骨痛：鼠曲草100g，泡酒服。

6.角膜白斑：鼠曲草3g，加水100mL浸泡，隔水蒸沸30分钟，过滤，装入眼药瓶，新患者每小时点2次，每次3滴；陈旧性患者每小时点4次，每次3滴。

（三十五）槐花（槐角、槐叶、槐树根皮）

地方名：本槐树、果槐。

药物来源：槐花为豆科植物槐的干燥花及花蕾。

采集加工：春采叶，秋冬采花、果（槐角），树皮随用随采。

性味功效：性平，味苦。凉血，止血。

【主治】

1.疮疖、蜂窝织炎、无名肿毒：槐叶、大杨叶、柳叶各等分，水煎去渣，慢火熬成膏，外敷。

2.原发性高血压：生槐花、荠花菜各50g，煎汤代茶饮。

3.各种出血：槐花9g，百草霜、仙鹤草各3g，煎服。

4.痔疮肿痛、大便下血：槐角、地榆、黄芩、当归各9g，煎服；或槐树根皮15～50g，煎服；或槐角、苦参各15g，明矾6g，煎水熏洗。

5.烫伤：槐花3g，冰片2.5g，研末，麻油调敷。

（三十六）槐叶萍

地方名：大飘飘子。

植物形态：槐叶萍科。一年生草本，漂浮在水面上，茎横走，密生褐色毛，无根。叶3片轮生，上面2叶绿色，浮漂水面，矩圆形或卵状如圆形，全缘，下面叶细裂成线状，形如根，垂在水中，孢子束群着生于水中叶上。

生长环境：水田、河沟、池塘。

采集加工：药用全草，四季可采，晒干或鲜用。

性味功效：性寒，味辛。清热解毒，消肿止痛。

【主治】

1. 湿疹：槐叶萍 50～100g，煎服，另用槐叶萍煎水熏洗。

2. 痈疽疔毒：鲜槐叶萍，捣烂外敷；或用槐叶萍煎水熏洗。

3. 烫伤：槐叶萍，焙干研末，菜油调敷。

4. 丹毒：鲜槐叶萍加食盐少许，捣烂，贴大椎穴。症状未减者加贴囟门，未见效者加贴脐中。

（三十七）锦鸡儿

地方名：金爬齿、土黄芪、斧头花。

植物形态：豆科，落叶灌木。枝条多丛生，茎皮上有黄色斑点。偶数羽状复叶，小叶 4 片，倒卵形或倒卵状楔形，顶端 1 对叶较下面 1 对大，先端圆或凹入。4～5 日开花，单生于叶丛中，黄色。荚果。

生长环境：山坡、林边、路旁。

采集加工：药用根、皮、花。根皮夏秋采；花春采，晒干或鲜用。

性味功效：根性平，味甘，微辛；花性温，味甘。活血，利湿。

【主治】

1. 胃炎、胃溃疡、十二指肠溃疡：锦鸡儿根 50g，浸入白酒 1kg 内 1 周，每服 20mL，1 日 3 次。

2. 乳汁不足：鲜锦鸡儿根 50g，猪蹄 1 个，水煮，吃肉喝汤。

3. 小儿疳积：锦鸡儿花 3g，蒸鸡蛋吃。

4. 月经不调、带下：锦鸡儿根 50g，党参 9g，煎服。

5. 坐骨神经痛：锦鸡儿根、地榆、牛膝各 15g，卫矛 9g，稀莶草 20g，煎服。

6. 劳伤乏力、头晕目花、浮肿虚汗：鲜锦鸡儿根 50～100g，炖肉吃；或锦鸡儿花 15g，蒸鸡蛋吃。

（三十八）碎米荠

地方名：碎米咀。

植物形态：十字花科。二年生草本。茎以基部分为多枝，直立或斜举。叶互生，羽状分裂，裂片大小不等，顶端裂片最大。3～4月开花，集生茎顶，花细小，白色。果细长。

生长环境：路旁、田间、水边等湿地。

性味功效：性平，味甘、淡。清热利湿，收敛止带。

【主治】

1.痢疾、胃痛、风湿性心脏病：碎米荠15～50g，煎服。

2.带下：鲜碎米荠、鲜酢浆草，共捣汁，每次1汤匙，黄酒冲服；或碎米荠50～100g，煎服。

3.淋病：鲜碎米荠50～100g，水煎，冰糖冲服。

4.疔疮：鲜碎米荠加食盐，捣烂外敷。

（三十九）爵床

地方名：六角英、小青草。

植物形态：爵床科。一年生草本。茎方形或有6棱，节稍膨大，茎部常匍匐地上。多分枝，绿色，被灰白色柔毛。叶对生，卵状长椭圆形或广披针形，全缘，有叶柄。7～11月开小花，圆柱形，穗状花序顶生或腋生，淡红色或淡紫红色。硕果线形。

生长环境：山坡、溪边、路边阴湿处。

采集加工：药用全草，夏秋采，切段，晒干或鲜用。

性味功效：性寒，味微苦。清热解毒，利尿消积。

【主治】

1.疟疾：爵床50g，水煎，于疟疾发前3～4小时服。

2.小儿肾炎：鲜爵床100～150g，煎服，连服3～5天。病重者服14天。

3.小儿疳积、肝硬化腹腔积液：鲜爵床50～100g，煎服。或爵床50g，猪肝（或鸡肝）100g，煮熟，吃肝喝汤。

4. 眼结膜炎：爵床 50g，豆腐 2 块，煮熟，吃豆腐喝汤。

5. 风湿痛、跌打损伤：鲜爵床，捣汁内服。

6. 口舌生疮、喉痛：爵床 50g，煎服。

7. 疔疮痈疽、蛇毒咬伤：鲜爵床，捣烂外敷。

（四十）螺蛳

地方名：螺螺。

动物形态：螺科。软体动物。外有螺旋壳顶尖，壳面黑色，满布螺旋皱纹，比田螺小，壳厚于田螺，长约半寸。

生长环境：池沼、淡水。

性味功效：性寒。利尿，制酸。

【主治】

1. 黄疸水肿：螺蛳肉 10 ～ 30 个，煮熟吃。

2. 胃痛、胃酸过多：螺蛳壳，研末冲服。

（四十一）蜗牛

地方名：旱螺、旱螺蛳。

药物来源：本品为蜗牛的全体，夏季捕捉，用开水烫死，晒干，用时打碎。

性味功效：性寒，味咸，有微毒。解毒利湿。

【主治】

1. 痈肿疔毒：蜗牛，捣烂外敷。

2. 小便不利：蜗牛适量，捣烂贴脐下，用手按摩之。

（四十二）壁虎

地方名：蝎虎子。

药物来源：守宫科动物无疣壁虎，以干燥全体入药。

捕捉加工：药用全体，全年捕捉。用壁虎头部以下处，死后晒干或烘干，放入石灰缸内防蛀。

性味功效：性寒，味咸，有微毒。祛风，镇痉，散结。

【主治】

1. 淋巴结炎：壁虎 1 条，焙干研末，开水冲服。

2. 淋巴结核、肿痛：壁虎烘干研末，每服 1 ~ 2.5g，1 日 3 次；或壁虎烧炭存性，研末，麻油调敷。

3. 关节炎、中风半身不遂：壁虎 2 条，地龙 15g，全蝎 9g，草乌 15g，牛膝 15g，共研末，每服 6g，1 日 2 次。

4. 惊风、癫痫、破伤风等手足抽搐症：壁虎、全蝎各 3g，煎服。

（四十三）垂柳

地方名：杨柳。

植物形态：杨柳科。落叶乔木，枝条广展，小枝下垂。叶互生，状披针形或狭披针形。边缘状小锯齿。花单性，柔荑花序，缘黄色，生叶时开放，蒴果长卵形。

生长环境：河边、路旁。

采集加工：药用根、花、叶。根全年可采，段切，晒干；花叶春采，晒干或鲜用。

性味功效：性寒，味苦。清热解毒，利尿消毒。

【主治】

1. 带下：垂柳根 15g，萱草 9g，草果 6g，煎服。

2. 胞衣不下：垂柳根 50g，百草霜 3g，煎服。

3. 水肿：垂柳根 50g，商陆 9g，煎服。

4. 黄疸：垂柳花、酢浆草各 15g，煎服。

5. 癣：垂柳叶、桃叶、核桃叶各 3g，捣烂泡醋，外涂。

6. 疮：鲜垂柳叶 1kg，加水适量，煮 3 ~ 4 小时，用纱布滤去渣后再用文火熬至褐色糊状，有糖味时即成，摊膏于纸上贴疮面。

7. 疔疮：鲜垂柳叶，捣烂外敷。

（四十四）刺猬皮

采集加工：夏秋捕捉刺猬，剥下皮，撒上一层石灰，阴干。

性味功效：性平，味甘、苦。化瘀止血，固涩，止痛。

【主治】

1. 胃脘疼痛、反胃：刺猬皮，烧灰研末，1 日 3 次，每次 3g，黄酒送服。

2. 痔疮便血、脱肛、痔漏：刺猬皮 6g，槐花 9g，地榆、黄芪各 15g，煎服；或炒刺猬皮、泡山甲、槐花各 50g，研末，每服 6g。

3. 遗精：炒刺猬皮 100g，研末，每服 6g，1 日 2 次；或刺猬皮 9g，牡蛎、龙骨、芡实各 15g，金樱子 9g，莲须 6g，煎服。

4. 子宫出血、便血、肝硬化：刺猬皮 2 ～ 9g，煎服或研末服。

(四十五) 青葙子

地方名：野鸡冠菜、野鸡冠花、狗尾巴花。

药物来源：本品为苋科植物青葙的干燥成熟种子。

植物形态：苋科。一年生草本，高 0.3 ～ 1 米。茎直立，有分枝，绿色或红色，具显明条纹。叶互生，长披针形，质地柔软。花期 5 ～ 8 月，塔状或圆柱状穗状花序顶生，为毛笔状，初为白色顶端带红色，或全部粉红色，后成白色，顶端渐尖。果期 6 ～ 10 月，胞果卵形。

生长环境：田间、菜地和路旁。

采集加工：药用全草及子，夏秋采，晒干。

性味功效：性微寒，味苦。清肝明目，祛风，利湿。

【主治】

1. 结膜炎：青葙子 3 ～ 9g，煎服；或加蝉蜕、白菊花各等分煎服。

2. 视网膜出血：青葙子煎水熏洗。

3. 肝炎，高血压头晕、目眩：青葙子 2 ～ 5g，煎服。

4. 支气管炎、胃肠炎、支气管哮喘：青葙叶 15 ～ 50g，煎服。

5. 皮肤湿疹、瘙痒、荨麻疹：青葙子 6g，煎水熏洗。

6. 吐血、血崩、赤痢：青葙花（红）15g，煎服，或加瘦猪肉炖服。

7. 月经过多、带下：青葙花（白）100g，瘦猪肉 150g，水煎，吃肉喝汤。

(四十六) 苜蓿

地方名：地兜子。

植物形态：豆科。一年生或多年生草本。茎直立或匍匐，多分枝。秋末萌芽，至春茂盛。叶由三小叶组成，阔卵形或倒心形，先端稍圆或凹陷，全缘，托叶细裂。花梗着生，蝶形，紫色或黄色小花 3 ～ 5 朵。荚果螺旋状，有毛状突起刺。

生长环境：田野、荒地、田埂和路旁。

采集加工：药用全草，开花前采，切段晒干。

性味功效：性平，味苦、涩。利尿，健脾胃，利湿热，退黄疸。

【主治】

1. 膀胱结石：鲜苜蓿根，捣烂取汁半杯，炖温服，1 日 3 次。

2. 黄疸、目赤、小便黄及石淋：苜蓿根 15 ～ 50g，煎服；或鲜苜蓿根，捣烂取汁服。

（四十七）垂盆草

地方名：吊兰。

药物来源：本品为景天科植物垂盆草的干燥全草。

植物形态：景天科。多年生草本，茎平卧，光滑无毛，上部直立，接近地面的节易生不定根。叶 3 片轮生，倒披针形至长圆形，扁平肉质，无柄。4 ～ 6 月开花，聚散花序顶生，淡黄色。种子细小，卵圆形。

生长环境：山坡岩石上，路边沟旁。

采集加工：药用全草，夏秋采，晒干或鲜用。

性味功效：性凉，味甘、淡。清热解毒，活血消肿。

【主治】

1. 迁延性肝炎：垂盆草 50g，当归 9g，红枣 19 个，煎服。

2. 痈疽、带状疱疹：鲜垂盆草 50g，捣汁，黄酒冲服。另用鲜垂盆草捣汁外敷。

3. 喉头肿痛、口腔溃疡：鲜垂盆草，捣汁 1 杯，加烧酒少许，含漱 5 ～ 10 分钟，1 日 3 次。

4. 跌打损伤：鲜垂盆草，捣烂，用酒微炒，外敷。

5. 烫伤、毒蛇咬伤：鲜垂盆草，捣汁 1 杯，内服，另用鲜垂盆草，捣烂外敷；或垂盆草，研末，麻油调搽。

（四十八）珠芽佛甲草

地方名：佛指甲、狗牙菜。

植物形态：景天科。多年生草本。茎叶柔软多汁，基部倾斜而生根。茎下部叶对生茎，稍叶多互生，匙状长圆形或倒卵形，叶腋有球形小珠芽，落地能生新苗。4～5月开花，花小，生于枝梢，黄色。

生长环境：田野、园圃等阴湿处。

采集加工：药用全草，5～7月采，开水烫，晒干，切段。

性味功效：性凉，味涩。散寒理气。

【主治】

1. 疟疾、食积腹痛、风湿瘫痪：珠芽佛甲草20～40g，煎服。

2. 其他功用同垂盆草。

（四十九）翠云草

植物形态：卷柏科。多年生草本。主茎伏地蔓生，长30～60cm，有细纵沟，黄绿色或略带红色。茎部及全枝各节均生根，两侧疏生羽状分枝。叶在主茎上疏生，在侧枝上的侧叶密生，斜卵生状长圆形，全缘，有白边，叶质薄柔软，淡绿色，嫩叶表面常有翠蓝色。孢子束穗，单生于小枝顶端。孢子期7～8月。

生长环境：山谷、潮湿处及岩石边。

采集加工：药用全草、根，全年可采，晒干或鲜用。

性味功效：性寒，味微苦。清热解毒，利水除湿。

【主治】

1. 痢疾：鲜翠云草根50～100g，加白糖煎服。

2. 黄疸型肝炎：鲜翠云草50～100g，煎服。

3. 烫伤：翠云草，炙炭研末，麻油调敷。

（五十）算盘子

地方名：红娘子棵子。

药物来源：本品为大戟科植物算盘子的果实。

植物形态：大戟科。落叶灌木，高 1～2 米，根皮暗灰褐色。茎多分枝，有细柔毛。叶互生，长椭圆形，全缘叶片革质，网状叶脉明显，叶面深绿色，入秋可变红色。6～7 月开花，叶腋单生，花小，黄绿色。蒴果扁圆形，形如算盘子。

生长环境：山坡、路边、灌木草丛中。

采集加工：药用根、果、叶。夏秋采，切片，晒干或鲜用。

性味功效：性平，味微苦、涩。活血消肿，利水止泻。

【主治】

1. 痢疾肠炎：算盘根 50g，煎服；或算盘果、红糖各 50g，煎服。

2. 尿道炎：鲜算盘根 100g，车前子 9～12g，水煎，黄酒冲服。

3. 脱肛：算盘根 50g，煮猪大肠吃。

4. 疝气：算盘果 100g，煎服。

5. 疟疾：算盘根 100g，青蒿 50g，水煎，于疟发前 2 小时服。

6. 带下：算盘茎叶 50～100g，煎服。

7. 瘰疬：算盘根 100g，扛板归 21g，瘦猪肉 200g，水炖，吃肉喝汤。

8. 咽喉肿痛、吐血、血崩、关节痛：算盘根 50g，煎服。

9. 痈疽、跌打、损伤、蛇毒咬伤：算盘根 50～100g，煎服，或鲜算盘根捣烂外敷。

（五十一）漏芦

地方名：升麻。

药物来源：本品为菊科植物祁州漏芦的干燥根。

植物形态：菊科。多年生草本。根状茎粗厚，根直伸。茎直立，密被白色棉毛。基生叶及下部茎叶有长叶柄，羽状深裂或浅裂，裂片卵形或三角形。边缘有刺，茎生叶较小，无柄。7～9 月开花，头状花序单生茎顶，花序梗粗壮，裸露或有少数钻形小叶，蓝紫色。瘦果楔状。

生长环境：山坡、路旁、地埂、草丛中。

采集加工：药用根，春秋采，晒干，切片。

性味功效：性寒，味苦、咸。清热解毒，排脓通乳。

【主治】

1. 乳腺炎：漏芦、瓜蒌、蒲公英、象贝母各 9g，煎服；或漏芦、赤芍各

15g，金银花 50g，丹参 18g，煎服。

2. 产后少奶或无奶：漏芦、黄芪各 15g，王不留行 9g，当归 12g，煎服。

3. 痈疽初起：漏芦、连翘各 9g，大黄、生甘草各 6g，煎服。

4. 腮腺炎：漏芦 9g，板蓝根 15g，煎服。

（五十二）豨莶草

地方名：野洋菸。

药物来源：本品为菊科植物豨莶、腺梗豨莶或毛梗豨莶的干燥地上部分。

植物形态：菊科：一年生草本。茎直立，略方形，被白色细柔软毛。叶对生，卵圆形或卵状披针形至三角形，叶两面均有柔毛，并有粗脉 3 条，叶柄细长，基部叶花期枯萎；中部叶三角状卵圆形或卵状披针形，上部叶渐小，卵状长圆形。8 ～ 10 月开花，头状花序，黄色。瘦果倒卵形，黑色。

生长环境：山坡、路旁、村边、荒地。

采集加工：药用全草，夏秋开花前采，切段，晒干或鲜用。

性味功效：性平，味苦、辛。祛风通络，平肝利湿。

【主治】

1. 疟疾：豨莶草 50g，分两次煎服，连服 3 天。

2. 神经衰弱：豨莶草 50g，钩藤 9g，苍耳子 6g，煎服。

3. 风湿性关节炎：豨莶草、虎杖、鸡血藤各 50g，当归 18g，泽兰叶 15g，煎服。

4. 高血压：豨莶草 20g，夏枯草、桑寄生各 15g，龙胆草 9g，煎服。

5. 脑膜炎初起：豨莶草、栀子各 50g，生石膏 100g，艾叶 9g，煎服。

6. 半身不遂、四肢麻木：豨莶草 15g，防风、五加皮各 9g，红花 3g，煎服。

7. 疮疖、蛇毒咬伤：鲜豨莶草，捣烂外敷。

（五十三）蜘蛛

药物来源：本品为房前屋后结网的蜘蛛。

捕捉加工：药用全虫，四季均可捕捉。开水烫死，晒干。

性味功效：性微寒，味咸，微毒。清热解毒，散结消肿。

【主治】

1. 疟疾：蜘蛛 1 个，研末，米饭和丸服。

2. 瘰疬：大蜘蛛 5 个，去足，研末，醋调外敷。

3. 婴儿口噤：蜘蛛 1 个，去足，研末，加猪乳和匀，分 3 次服。

4. 腋下狐臭：大蜘蛛 1 个，用黄土、赤石脂、盐各少许和匀包裹，火煅研末，加粉少许，醋调成饼，临睡前敷腋下。

5. 蛇毒、蜈蚣咬伤：蜘蛛，捣烂外敷。

6. 疝气：蜘蛛 14 个，肉桂 15g，共研末，分服 2.5g，1 日 3 次。

（五十四）蜣螂虫

地方名：推屎壳郎。

药物来源：本品为雄性屎壳郎的全体，多生于牛粪或猪粪中。

捕捉加工：药用全虫，夏秋捕捉。开水烫死，晒干。

性味功效：性寒，味咸，有毒。解毒定惊，通便消肿。

【主治】

1. 麻痹性肠梗阻：蜣螂虫 7 个，牵牛子、石菖蒲各 9g，煎服。

2. 小儿惊风：蜣螂虫 1 个，煎服。

3. 大小便不通：蜣螂虫，焙干研末，每服 2.5g，1 日 1 次。

4. 附骨疽：蜣螂虫 7 个，大麦 50g，共捣烂，水调外敷。

5. 疔疮肿毒：蜣螂虫，焙干研末，加冰片少许，香油调敷。

（五十五）蘡薁

地方名：蛇葡萄。

植物形态：葡萄科。多年生藤本。根粗壮，幼枝有棱，密生灰褐色细毛，茎上有卷须，与叶对生，叶互生，似家葡萄叶，叶片 3～5 裂，基部心脏形，边缘有锯齿，叶背密生灰白色绒毛。4～5 月开花，淡黄绿色，浆果球形。

生长环境：山坡、田野、树丛。

采集加工：药用根、茎、叶。根、茎随时可采，叶夏秋采，切段，晒干或鲜用。

性味功效：性平，味甘、酸。祛风通络，凉血消肿。

【主治】

1.急性黄疸型肝炎：蘡薁根 100g，黄酒 1 匙，猪瘦肉 100g，水煎，吃肉喝汤。

2.关节疼痛：鲜蘡薁根 100～200g，水煎，加酒少许服。

3.瘰疬：鲜蘡薁根 100g，煎服。

4.多发性脓肿：鲜蘡薁根 50g，地耳草 15g，煎服。

5.湿疹：鲜蘡薁叶，捣汁外涂；或蘡薁叶加明矾、食盐少许，煎水熏洗。

（五十六）蔊菜

植物形态：十字花科，多年生草本，茎直立或伏卧地上。茎生叶匙形，羽状分裂，茎生叶卵形至披针形，边缘有不整齐锯齿。5～9 月开花，花小，黄色。长角果。

生长环境：路边、田间、荒地、屋旁。

采集加工：药用全草、种子。5～7 月采，切段晒干或鲜用。

性味功效：性微寒，味苦。清热解毒，止咳化痰。

【主治】

1.慢性支气管炎：蔊菜、枇杷叶、蒲公英、白萝卜叶各 50g，苏梗 20g，煎服。

2.咽喉炎、扁桃体炎：蔊菜、蒲公英各 50g，煎服。

3.麻疹：蔊菜 50～100g，捣汁加盐开水少许调敷；或蔊菜 15g，薄荷、紫苏各 5g，煎服。

4.风寒感冒：蔊菜 50g，葱白 15g，煎服。

5.鼻窦炎：鲜蔊菜加雄黄少许，捣烂塞鼻。

6.腹腔积液、淋病：蔊菜子 10～20g，煎服。

7.胃痛、风湿痛：蔊菜 50～100g，煎服。

8.痈疽、跌打、脚痛：鲜蔊菜，捣烂外敷。

9.烫伤：鲜蔊菜，捣汁外敷。

（五十七）蜀葵

地方名：火麻花。

药物来源：黄蜀花为锦葵科植物黄蜀葵的干燥花冠。

植物形态：锦葵科。二年生直立草本，高达2m，茎枝密被刺毛。叶互生，近圆心形，掌状5～7浅裂或波状棱角，裂片三角形或圆形，边缘有圆锯齿。5～10月开花，花腋生，单生或近簇生，总状花序，有红、紫、白、粉红、黄和黑紫等色。蒴果扁球形。

生长环境：栽培。

采集加工：药用花、根、种子。花夏采，阴干；根春秋采，切片，晒干；子秋采，晒干。

性味功效：性寒，味咸。解毒排脓，通窍利尿。

【主治】

1. 血崩、吐血：蜀葵根100g，加甜酒少许，煎服。

2. 带下：蜀葵根50g，炖猪肉；或蜀葵花焙干，研末，每服3g，1日2次。

3. 大便不通：蜀葵根、冬葵子各50g，煎服。

4. 小便不利：蜀葵根、车前草各15g，煎服。

5. 烫伤：蜀葵花，浸泡麻油外敷。

6. 梅核气（慢性咽炎）：蜀葵花3g，泡开水，代茶饮。

7. 尿道结石：蜀葵子，研末，每次3g，饭前半小时黄酒冲服。

8. 疔疮肿毒：鲜蜀葵花叶，捣烂外敷；或蜀葵茎叶烧炭存性，研末，麻油调搽。

（五十八）南鹤虱

地方名：野胡萝卜。

药物来源：本品为伞形科植物野胡萝卜的干燥成熟果实。

植物形态：伞形科。一年生或二年生草本，高15～120cm，根圆锥形，肉质。茎直立，有纵纹。基生叶薄膜质，长圆形，二至三回羽状全裂，末回裂片线形或披针形，顶端尖锐，有小尖头，光滑或有糙硬毛；茎生叶近无柄，有叶鞘，末回裂片小或细长。花期5～7月，复伞形花序生于枝顶，花小，白色。双悬果，果实圆卵形，棱上有白色刺毛。

生长环境：荒地、路旁、山地等处。

采集加工：药用种子（鹤虱）、根、叶。秋采，晒干。

性味功效：性平，味苦、辛，有微毒。利湿杀虫。

【主治】

1.蛔虫腹痛：鹤虱 9g，苦楝皮 9g，石榴皮 4 钱，枯矾 3g，煎服；或鹤虱、龙胆草、苦楝子各等分研末，成人每服 6g，儿童每服 2.5 ～ 3g。

2.蛲虫肛痒：鹤虱、花椒、白鲜皮各 15g，苦楝皮 9g，水熏洗，坐浴。

3.搭背疮：野胡萝卜叶 9g，胡椒 2.5g，共研末，菜油调敷。

4.腹泻：野胡萝卜根 50g，煎服。

（五十九）榆树

植物形态：榆科。多年生乔木。老树干皮不规则鳞状剥落，露出棕色内层。叶互生，椭圆形至倒卵形，边缘有锯齿。3 ～ 4 月开花，后出叶，花紫色，丛生，无柄。翅果椭圆卵形。

生长环境：村旁、河岸、沟边。

采集加工：药用根皮、叶及榆钱（绿色未成熟的翅果）。根皮全年可采，切段晒干；榆钱在春季未出叶前采，晒干；叶夏秋采，晒干。

性味功效：性平，味甘。清热解毒，消肿。

【主治】

1.神经衰弱、体虚、带下：榆钱 9g，煎服。

2.风湿疼痛：榆树根 50 ～ 100g，煎服。

3.体虚浮肿：榆树叶或榆树皮 15g，煎服。

4.牙痛：鲜榆树叶 50g，水煎，加醋少许，含漱。

5.烫伤、疖肿：鲜榆树皮，捣烂外敷；或榆树叶，研末，蜂蜜调敷。

（六十）椿白皮（凤眼草）

药物来源：本品为臭椿树（通称椿树）的根皮和果实。

采集加工：椿白皮：初夏采椿树根皮，剥去外层粗皮，晒干；凤眼草：秋末采椿树成熟果实，晒干。

性味功效：椿白皮性寒，味苦、涩。清热燥湿，收敛涩肠。

凤眼草性凉，味甘、苦。凉血止血，祛风利湿。

【主治】

1.痢疾：椿白皮，研末，以等量大枣肉和丸，每服3g，1日3次；或椿白皮15g，水煎，加糖少许服。

2.月经过多、便血：椿白皮、莲子肉、墨旱莲等量，共研末，以糯米汤为丸，每服9g，1日2次；或凤眼草研末，每服6g，米汤送下。

3.阴道滴虫：椿白皮、山药、滑石等量，共研末，每服6g，1日2次；或椿树根皮、黄柏、苦参各9g，煎服。

4.皮肤湿癣：椿白皮，煎汤外洗。

（六十一）蝼蛄

地方名：土狗子。

药物来源：本品为蝼蛄科昆虫蝼蛄。

捕捉加工：药用全体。夏秋捕捉，开水烫死，烘干，放入石灰缸内防蛀。

性味功效：性寒，味咸，有微毒。利尿消肿。

【主治】

1.肾炎水肿：蝼蛄2.5～3g，煎服。

2.肝硬化腹腔积液：蝼蛄6个，焙干，研末，分3次开水冲服。

3.尿路结石：蝼蛄7个，焙干，研末，分3次黄酒或白酒冲服。

4.尿闭：蝼蛄2个，焙干，研末，用黄酒或开水冲服。

（六十二）薤白

地方名：野小蒜。

药物来源：百合科植物小根蒜或薤的干燥鳞茎。

植物形态：多年生草本。地下鳞茎近球状，基部常具小鳞茎（因其易脱落故在标本上不常见）；鳞茎外皮带黑色，纸质或膜质，不破裂，但在标本上多因脱落而仅存白色的内皮。叶3～5枚，半圆柱状，或因背部纵棱发达而为三棱状半圆柱形，中空，上面具沟槽，比花葶短。5～6月开花，伞形花序顶生，淡紫色或淡红色，半球状至球状。蒴果倒卵形。

生长环境：荒地、山坡、田野、路旁。

采集加工：药用地下鳞茎。夏采，开水煮至七八成熟，捞出晒干。

性味功效：性温，味苦、辛。温中，理气。

【主治】

1. 胸肋痛：薤白、半夏各 9g，瓜蒌 15g，煎服。

2. 痢疾：薤白、黄芩各 9g，白芍 12g，甘草 6g，煎服；或鲜薤白 15g，鲜莱菔子 50g，捣汁，开水冲服。

3. 麻疹不出：鲜薤白叶，捣烂外搽。

（六十三）樱桃

采集加工：药用果、核、叶，夏秋采，晒干或鲜用。

性味功效：性平，味甘。活血杀虫，散热透疹。

【主治】

1. 预防冻疮：鲜樱桃，捣烂取汁外涂。

2. 冻疮：鲜樱桃放井内，埋地下，入冬取出外涂。

3. 腹泻咳嗽：樱桃叶 9g，煎服。

4. 麻疹初起透发不畅：樱桃核 9g，煎服。

5. 睾丸肿痛：樱桃核 50g，煎服。

6. 蛇毒咬伤：鲜樱桃叶，捣烂外敷。

（六十四）僵蚕

药物来源：本品为蚕蛾科昆虫家蚕 4～5 龄的幼虫感染（或人工接种）白僵菌致死的干燥体。

采集加工：药用全虫。将病死的蚕放入石灰中拌匀，吸去水分，晒干，生用或炒用。

性味功效：性平，味咸、辛。祛风解痉，化痰散结。

【主治】

1. 小儿惊痫：僵蚕、天麻、陈胆星各 3g，石菖蒲、陈皮各 6g，煎服。

2. 口眼㖞斜：僵蚕、全蝎、白附子、制南星各 3g，研末，每服 2.5g，1 日 3 次。

3. 风热头痛、迎风流泪：僵蚕、木贼、荆芥各 6g，桑叶 9g，生甘草 3g，煎服。

4. 皮肤瘙痒：僵蚕、苦参、地肤子各 6g，麻黄 3g，蒺藜 9g，煎服。

（六十五）豌豆

药物来源：本品为豆科植物豌豆的种子。

采集加工：药用花、叶、荚果。花、叶春采，鲜用；荚果夏采，晒干。

性味功效：性平，味甘。清热解毒。

【主治】

1. 咳嗽：鲜豌豆花 50 ～ 100g，煎服。

2. 耳后糜烂瘙痒：荚果，烧炭存性，研末，麻油调涂。

3. 疔疮：鲜豌豆叶和蜂蜜，捣烂外敷；或荚果，烧炭存性，研末，麻油调敷。

（六十六）凌霄

药物来源：本品为紫葳科植物凌霄或美洲凌霄的干燥花。

植物形态：紫葳科。落叶藤本，有少数攀岩用的气根。叶对生，奇数羽状复叶，小叶 7 ～ 9 枚，卵形至卵状披针形，边缘疏生 7 到 8 个锯齿。6 ～ 8 月开花，顶生疏散的短圆锥花序，鲜红色或金黄色。蒴果顶端钝。

生长环境：山坡、路边。

采集加工：药用部位根、花。根全年可采，晒干，切片；花 6 ～ 10 月可采，晒干。

性味功效：性微寒，味酸，有微毒。祛瘀活血，通经止痛。

【主治】

1. 风湿性关节炎、半身不遂：凌霄根 9 ～ 12g，水煎，黄酒、红糖各适量冲服，1 日 2 次。或凌霄花 500g，浸泡在 2.5kg 烧酒中，密封 20 天，每次服用一小盅，1 日 2 次。

2. 全身风疹瘙痒：凌霄花 3g，研末，黄酒送服。

3. 月经不调、瘀血闭经：凌霄花、月季花各 9g，益母草、丹参各 15g，红花 6g，煎服。

4. 跌打损伤：凌霄根放置在童便中 7 天，晒干研末。每次 6g，睡前白酒送服。

5. 肺结核：凌霄花 9g，研末，开水冲服，1 日 2 次。

（六十七）消浮参

地方名：白花石竹。

植物形态：石竹科。多年生草本，主根圆柱形，外皮黄褐色，内白色。茎多丛生直立，叶片绒状披针形对生，8、9月开花，顶生。白色，圆萼筒形，花瓣5片。先端边缘有裂痕，成熟自顶裂内有黑褐色扁圆形种子多粒。

生长环境：山坡、路旁。

采集加工：药用部位根，10～11月采摘，切片，晒干。

性味功效：性微寒，味苦。利尿消肿。

【主治】

全身浮肿：消浮参放入洗净肠杂的母鸡肚内，用麻线扎好。无鸡，用猪瘦肉500g代替。不放盐，放入瓦罐内，加水煨至肉烂时，去药渣吃肉喝汤。

（六十八）鸭跖草

地方名：鸭舌草、淡竹叶、竹叶草。

药物来源：本品为鸭跖草科植物鸭跖草的干燥地上部分。

植物形态：鸭跖草科。一年生草本。茎匍匐生根，多分枝，长可达1米，下部无毛，上部被短毛。叶互生，披针形或卵状披针形，全缘叶脉平行，基部鞘状。5～10月开花，聚伞花序，下面一枝仅有花1朵，具长8mm的梗，不孕；上面一枝具花3～4朵，具短梗，几乎不伸出佛焰苞。蒴果椭圆形。

生长环境：湿地。

采集加工：药用全草。春夏季节采，鲜用或晒干。

性味功效：性寒，味甘。清热解毒，利水消肿。

【主治】

1. 流感感冒：鸭跖草50～100g，紫苏子、薄荷各15g，煎服。

2. 急性扁桃体炎、咽喉炎、肾盂肾炎、子宫内膜炎：鸭跖草、紫花地丁、蒲公英各500g，水煎浓缩至1000mL，每日3次，每次10mL。

3. 水肿、腹腔积液、痢疾、腮腺炎：鸭跖草100～150g，煎服。

4. 高血压：鸭跖草50g，蚕豆花9g，水煎代茶饮。

5.黄疸型肝炎：鸭跖草 200g，瘦猪肉 100g，水炖，吃肉喝汤，1 日 1 次。

6.疟疾：鸭跖草 100g，半夏、陈皮、生姜、大枣各 9g，煎服。

7.关节肿痛、毒蛇咬伤：鲜鸭跖草，捣烂，调酒少许外敷。

8.麦粒肿：鲜鸭跖草茎一段，用火烧上段，下段即有水珠滴出，用水涂于患处。

（六十九）蚊母草

地方名：仙桃草。

植物形态：玄参科。一年生草本。根须状，淡黄白色，茎直立，茎部分枝丛生状。下部叶对生，上部叶互生，倒披针形，边缘有锯齿。四五月开花，单生于叶腋，花小，白色略带红色。蒴果小，扁圆形，成熟时红色，似桃子，果内有寄生的小虫。

生长环境：田边、沟旁、水边等湿地。

采集加工：药用带虫的全草。初夏寄生的小虫未变成虫时采收，烘干或烈日晒干。如果虫已飞出，无效果。

性味功效：性温，味苦。活血止血，行气除湿。

【主治】

1.咳血、吐血、鼻出血、便血：蚊母草 15g，煎服或研末，每服 6g，冷开水送服。

2.外伤出血：蚊母草 50g，冰片 1.5g，研末外敷。

3.跌打损伤：蚊母草研末，每服 6g，白糖水送服。

4.痛经闭经：蚊母草 15g，水煎，加酒少许服。或研末，每日 1 次，每次 3g，酒送服。

5.腋窝、阴囊湿疹：蚊母草研末，每日 2 次，每次 3g，饭前开水送服。

6.贫血头晕：蚊母草 12g，蒸猪肝服。

7.关节炎：蚊母草 50g，水送服。

（七十）徐长卿

地方名：一支香、龙须草、马尾草

药物来源：本品为萝藦科植物徐长卿的干燥根和根茎。

植物形态：多年生直立草本。根须状；茎不分枝，稀从根部发生几条。叶对生，披针形至线形，边缘稍反卷，叶柄短。花期 5～7 月，圆锥状聚伞花序生于顶端的叶腋内；花萼内的腺体或有或无；花冠黄绿色，近辐状；副花冠裂片 5，基部增厚，顶端钝；蓇葖果，披针形。

生长环境：山坡、丘陵草丛。

采集加工：药用部位根，夏秋季节采，切片晒干。

性味功效：性温，味辛。镇静止痛，解蛇毒。

【主治】

1. 痢疾肠炎：徐长卿 3～6g，煎服。

2. 牙痛：徐长卿 15g，水煎漱口 1～2 分钟后咽下。或徐长卿，研末，每服 2.5～5g，1 日 2 次。

3. 晕船、晕车：徐长卿 15g，研末吞服。

4. 尿道炎、浮肿、月经过多、带下：徐长卿 6～15g，煎服。

5. 风湿性关节炎：徐长卿 25～50g，泡酒 250g，4 天服完。

6. 胃病：徐长卿、延胡索各等分，研末每次 1～2.5g，开水送服。

7. 毒蛇咬伤：徐长卿 15g，煎服。另用鲜徐长卿全草，捣烂外敷。

8. 急性肾炎：徐长卿、爵床、茅根各 50g，煎服。

（七十一）黄精

地方名：天竹。

药物来源：本品为百合科植物滇黄精、黄精或多花黄精的干燥根茎。

植物形态：百合科。多年生草本，高 1～2 尺，根茎横生近圆柱形，肥大多肉。茎稍倾斜，光滑无毛，叶互生或轮生，椭圆形或长圆状椭圆形、卵状椭圆形，叶脉 5 到 7 条，背面隆起，无柄。四五月开花，伞形花序腋生，绿白色。浆果球形。

生长环境：山坡、树林。

采集加工：药用部位根，6～10 月采，晒干，切片。

性味功效：性平，味苦。补脾润肺，降血压。

【主治】

1. 肺结核：黄精 21g，薏苡仁 12g，沙参 3g，煎服。

2. 高血压：鲜黄精、枸杞子各等分，捣烂做饼，晒干研末，炼蜜为丸，每服 1g，1 日 2 次。

3. 糖尿病：黄精 3g，煎服。

4. 劳伤跌损：黄精 100g，泡酒服用。

（七十二）黄蒿

地方名：黄蒿。

植物形态：菊科。一年生草本。全株有强烈的香气。茎直立，有条纹，上部有分支。叶互生，卵形至卵圆形，2～3 回羽状全裂，裂片细小，边缘有疏锯齿，8～10 月开花，头状花序，花小，黄色，瘦果卵圆形。

生长环境：生长在房前屋后、路旁、荒地。

采集加工：药用全草，夏季采，晒干或鲜用。

性味功效：性凉，味辛、微苦。疏风退热，健胃利湿。

【主治】

1. 预防感冒：黄蒿 12～15g，煎服。

2. 中暑：鲜黄蒿嫩叶 5～50g 或黄蒿种子 15g，开水泡服。

3. 疟疾：黄蒿研末，每次 5g，发作前 3 小时服，连服 5 天。

4. 低热盗汗：黄蒿研末，每次 3g，1 日 3 次；黄蒿、知母各 9g，地骨皮 12g，煎服。

5. 小儿腹泻：鲜黄蒿、绿豆各 9g，水煎服或开水泡服。

6. 风疹块：黄蒿 3g，煎服。

7. 湿疹：黄蒿、地肤子、蛇床子各 50g，水煎熏洗。

8. 烫伤、丹毒、蜜蜂蜇伤：鲜黄蒿，捣汁涂抹。

（七十三）黄鳝

性味功效：性温，味甘。祛风通络，补虚益损。

【主治】

1. 面部神经麻痹：活黄鳝切断取血，涂在腮上，嘴向左斜涂右腮，嘴向右斜涂左腮，1 日涂 1 次，以正为度，不可久涂。

2. 身体虚弱：黄鳝 1～2 条，煮熟吃。

（七十四）韭菜子 韭菜

药物来源：韭菜子为百合科植物韭菜的干燥成熟种子。

植物形态：具倾斜的横生根状茎。叶条形，扁平，实心，比花葶短，边缘平滑。花葶圆柱状，常具2纵棱，下部被叶鞘；伞形花序半球状或近球状，具多但较稀疏的花。

采集加工：药用全草、种子。全草春夏秋三季采，鲜用。种子秋季成熟时采，晒干。

性味功效：性温、味辛。温肾助阳，活血行瘀。

【主治】

1.阳痿、早泄、遗精：韭菜子15g，芡实20g，枸杞子20g，补骨脂20g，莲须6g。煎服；或韭菜子50g，研末，每次2.5～3g，煮汤饮服。

2.哮喘：韭菜根50g，煎服。

3.受伤吐血：韭菜200g捣烂，冲白酒100g，童便50g，取汁服。

4.蛔虫腹痛：韭菜根100g，鸡蛋1个，加醋少许，煎服。

5.刀伤出血：韭菜250g，熬成浓汁，陈石粉灰、大黄粉各200g，浸泡3天，取出晒干，研末，撒伤口；或韭菜与陈石灰，捣烂外敷。

6.跌打损伤：韭菜200g，捣烂绞汁，冲酒炖温服。

7.噎膈呕吐：韭菜，捣烂绞汁1杯，姜汁半杯，牛乳1杯，炖温徐徐饮。

8.骨折：韭菜、葱各等分，捣烂外敷。

9.盗汗：韭菜40～50根，煎服。连服2～4天。

10.误吞铜铁类异物：韭菜（全株不切段）炒热，搓成小团吞下。

（七十五）菅

地方名：山草、红草。

药物来源：本品为禾本科植物菅的根茎。

植物形态：禾本科，多年生草本。叶片线形，粗糙，中脉阔而明显，叶鞘压扁状。秋季开花，小穗9～11枚，总状花序，圆锥式排列，密生褐色毛。

采集加工：药用根，夏秋季采，鲜用或晒干。

性味功效：性温，味辛。散风解表，除湿消肿。

【主治】

1. 风寒感冒：菅 50g，蜡梅根 15g，煎服。

2. 水肿：菅 50g，煎服。

3. 小便浑浊、带下：鲜菅 50 ～ 150g，煎服。

4. 骨折：菅嫩根、鲜茅莓根各 50g，加酒少许，捣烂炒热，包患处。

5. 风湿麻木：菅 50g，八角枫 9g，虎杖 15g，泡酒 250g。每服 15g，1 日 2 次。

（七十六）桑螵蛸

地方名：刀螂子、螳螂子、赖尿果子。

药物来源：本品为螳螂科昆虫大刀螂、小刀螂或巨斧螳螂的干燥卵鞘。

采集加工：药用卵鞘，冬春季从桑树或其他树枝上采下，放蒸笼内蒸半小时，杀死虫卵后晒干。

性味功效：性平，味甘、咸。补肾助阳，固精缩尿。

【主治】

1. 遗精：桑螵蛸 15g，研末，1 日 3 次，盐汤送服；或桑螵蛸 9g，五味子 3g，金樱子 9g，煎服。

2. 遗尿：桑螵蛸 6g，山药 20g，菟丝子 9g，五味子 3g，水煎，临睡时服。

3. 心肾虚、健忘、小便频数：桑螵蛸 20g，远志、菖蒲各 6g，党参、龟甲各 9g，煎服。

4. 体虚带下：桑螵蛸、菟丝子、枸杞子各 9g，熟地黄 15g，煎服。

（七十七）荷

地方名：荷叶（荷蒂、荷梗、荷花、莲子、莲房、莲须、莲心、藕节）。

药物来源：本品为睡莲科植物莲的干燥叶、成熟种子等。

植物形态：多年生水生草本；根状茎横生，肥厚，节间膨大，内有多数纵行通气孔道，节部缢缩，上生黑色鳞叶，下生须状不定根。叶圆形，盾状，全缘稍呈波状叶，叶柄粗壮，圆柱形，中空，外面散生小刺。花梗和叶柄等长或稍长，也散生小刺；花直径 10 ～ 20cm，美丽，芳香，矩圆状椭圆形至倒卵形。坚果椭圆形或卵形。

采集加工：荷蒂、荷叶、荷梗、荷花、荷须夏秋季采，鲜用或晒干；莲子、莲房、莲心秋季采，晒干；藕节秋末春初挖藕时收集，晒干。

性味功效：荷叶、荷蒂、荷梗性平，味苦。泻火清暑，行气，利水。

荷花性温，味苦、甘。祛湿散肿。

莲子性平，味甘、涩。健脾涩肠，固精。

莲房性温，味苦、涩。化瘀止血。

莲须性温，味甘、涩。固肾涩精。

莲心性寒，味苦。清心火。

藕节性平，味涩。清热止血。

【主治】

1. 预防流感、感冒：荷叶、苏叶、桑叶各适量，煎服。

2. 中暑：荷叶（或荷梗）9g，香薷、扁豆花各 9g，厚朴 6g，煎服。

3. 荨麻疹、漆疮：鲜荷叶 50g，鲜鸡矢藤根 15g，田螺 5 个，煎服。

4. 胎动不安、崩漏、带下、脱肛：荷蒂 2～5 个，煎服。

5. 湿疹、疮毒：鲜荷花加盐少许，共捣烂外敷。

6. 脾虚腹泻：莲子、茯苓、补骨脂、山药各 9g，煎服。

7. 慢性痢疾：莲子、党参各 9g，石菖蒲 5g，黄连 2.5g，煎服。

8. 遗精遗尿：莲子、莲须各 6g，牡蛎 40g，金樱子 9g，煎服。或鲜莲须 50g，煎服。

9. 心烦不宁：莲心 3g，莲子 9g，枣仁 6g，茯神 6g，煎服。

10. 热性病、高热、神昏、烦渴：莲心、玄参、连翘心、麦冬各 9g，煎服。

11. 各种出血：藕节炒炭存性 9g，小蓟 20g，茅根 50g，牡丹皮、荆芥穗各 9g，煎服。

（七十八）海州常山

地方名：臭树。

植物形态：马鞭草科。落叶灌木。树皮灰白色，树枝上有毛。叶对生，广卵形，全缘，有浅装锯齿，两面疏生短毛。7～8月开花，白或淡红色，排列成 3 分枝的聚伞花序，生在茎顶或叶腋，有臭气。核果扁球形，成丸时蓝色，里面有浆汁。

生长环境：路边、山谷或山坡。

采集加工：药用根、叶。根全年可采，晒干，润透切片；叶夏秋采，晒干。

性味功效：性寒，味苦。祛风止痛，清热利尿。

【主治】

1. 便血：常山根 15g，仙鹤草 50g，水煎，冲红糖服，忌食腥味。

2. 高血压：开花前的常山根 15～50g 或鲜叶 50～100g，煎服。

3. 风湿性关节痛：常山全株 500g，豨莶草、威灵仙各 420g，共研末，炼蜜为丸，每日早晚各服 12g。

4. 痢疾：常山嫩叶或果实 2～9g，水煎，发作前 2 小时服。

5. 鹅掌风：常山、白鲜皮、蛇床子各 50g，水煎，烫洗患处。

6. 痔疮：常山、马齿苋各 50g，明矾 15g，煎水熏洗。

（七十九）铁扁担

地方名：蝴蝶花、母射干。

植物形态：鸢尾科。多年生草本。根茎匍匐，黄褐色，有较密的结节，萌发新苗。叶互生，剑形，淡紫蓝色，密集根际，基部互相拥抱。花茎较叶为长，花数朵组成疏松的总状花序；花淡紫蓝色。蒴果，种子多数。

生长环境：生于山坡、旷野。

采集加工：药用全草及根茎，全年可采，切片晒干。

性味功效：性寒，味苦。全草解毒，消肿止痛。根茎泻下通便。

【主治】

1. 避孕方：铁扁担根 50g，水煎 10 分钟，打入鸡蛋拌和，于月经干净后服，连服 3 天，避孕 1 月。

2. 肾炎：铁扁担 3g，鸡内金 1g，松香 0.09g，共研末，空腹温开水送服，1 日 2 次。

3. 肝炎、肝大、喉痛、胃痛：铁扁担 15～50g，煎服。

4. 便秘：鲜铁扁担根 3～4g，打碎或切碎吞服，一般 1 小时左右即泻，或略有腹痛，勿多服。

（八十）威灵仙

地方名：黑茜、乌龙爪。

药物来源：本品为毛茛科植物威灵仙、棉团铁线莲或东北铁线莲的干燥根和根茎。

植物形态：多年生缠绕藤本。根须状，黑褐色。叶对生，羽状复叶，小叶 3～5 片，全缘，有长柄，夏季茎顶叶腋生白色和绿白色小花，圆锥花序。瘦果扁圆形。

生长环境：山坡、林边、沟边等。

采集加工：药用根，秋季采挖，晒干。

性味功效：性温，味苦。祛风除湿，通络止痛。

【主治】

1.咽喉炎、急性扁桃体炎、急性会厌炎：鲜威灵仙叶，捣烂取汁，用消毒棉签捻条蘸威灵仙叶汁插入痛侧上鼻道 4～6 分钟，半小时。如未愈，隔 4～6 小时再按上法用 1 次。

2.鱼骨鲠喉：鲜威灵仙叶，捣烂取汁或，威灵仙 3g 煎水，徐徐含咽；或威灵仙 15～25g，草果、白蔹各 9g 煎水，调醋糖频服。

3.风湿关节痛：威灵仙、虎杖、菝葜各 50g，酒 0.5～1kg，浸 1 周，每日 2 次，每次 1～2 酒盅。

4.胃神经痛：威灵仙 50g，水煎去渣，加鸡蛋 2 个，煮成蛋汤。放盐少许炖服。

5.急性传染性肝炎：威灵仙 9g，研末，打鸡蛋 1 个搅匀，麻油煎，1 日 3 次，连服 3 天。

6.跌打损伤：鲜威灵仙叶 50g，煎服；另用鲜根和糯米饭同捣烂，加酒少许调敷。

7.痛疟：鲜威灵仙叶捣烂，在发作前 2 小时塞鼻孔。另用威灵仙 15g，常山 9g，煎服。

注：忌与茶同服。

（八十一）铁苋菜

地方名：海蚌含珠、野辣椒、野棉花。

植物形态：大戟科，一年生草本。茎直立，多分枝。叶互生，椭圆状披针形，边缘有锯齿。7～9月开花。雄花序成穗状，雌花序长在叶状苞片内，似张开的蚌蛤。蒴果钝三棱形，淡褐色，有毛。

生长环境：田野、园圃、路旁。

采集加工：药用全草，夏秋采，晒干或鲜用。

性味功效：性平，味微苦、涩。清热解毒，止血止泻。

【主治】

1. 菌痢：铁苋菜100g，煎服；或铁苋菜、地棉、叶下珠（均鲜）各15g，煎服。

2. 小儿疳积：铁苋菜50g，水煎，加猪肝再煎，吃肝喝汤；鲜铁苋菜15g，姜、葱各50g，共捣，加鸭蛋清1个，搅匀外敷脚心1夜，3天1次。

3. 阿米巴痢疾、肠炎：铁苋菜100g，煎服。

4. 急性肾炎、水肿：铁苋菜、白花蛇舌草各150g，煎服。

5. 痢疾：铁苋菜150g，发作前两小时煎服。

6. 皮炎、湿疹：铁苋菜，煎水熏洗。

7. 吐血、便血、鼻衄：铁苋菜50g，煎服。

8. 乳汁不足：铁苋菜9g，煮鱼吃。

9. 外伤出血、疮疖：鲜铁苋菜，捣烂外敷。

（八十二）络石藤

地方名：爬山虎、爬墙虎。

药物来源：夹竹桃科植物络石的干燥带叶藤茎。

植物形态：常绿木质藤本，长达10米，具乳汁；嫩枝密，生灰褐色柔毛，老枝赤褐色，光滑，有气根。叶对生，叶革质或近革质，椭圆形至卵状椭圆形或宽倒卵形，有短柄。花期3～7月，二歧聚伞花序腋生或顶生，花多朵组成圆锥状，与叶等长或较长；花白色，芳香。蓇葖双生，叉开，无毛，线状披针形。

生长环境：山沟、墙壁、石缝。

采集加工：药用带叶茎藤，全年可采，切断，晒干或鲜用。

性味功效：性寒，味苦。清热消肿，通经活络。

【主治】

1. 胃炎、胃及十二指肠溃疡：络石藤研末，水泛为丸，每服 15～25g，1 日 1～2 次。

2. 风湿性关节炎：络石藤、鸡血藤、忍冬藤各 6g，威灵仙、牛膝各 4g，防风 9g，煎服，药渣煎水，加酒熏洗。

3. 跌打损伤：络石藤 100g，水煎，加黄酒、白糖适量服用。

4. 预防流产、产后腹痛、慢性腹泻：络石藤 100g，红枣 10 个，酒、水各半煎服。

5. 尿血、小便刺痛：络石藤 50g，甘草梢 3g，煎服。

6. 痈肿：络石藤、忍冬藤、大青叶各 50g，赤芍 15g，煎服。

7. 外伤出血：鲜络石藤叶，捣烂外敷。

（八十三）牵牛子

地方名：黑丑、白丑、喇叭花。

药物来源：旋花科植物裂叶牵牛或圆叶牵牛的干燥成熟种子。

植物形态：一年生缠绕草本，茎上被倒向的短柔毛杂有倒向或开展的长硬毛。单叶互生，有长柄，叶圆心形或宽卵状心形，通常全缘，偶有 3 裂，两面疏或密被刚伏毛。花腋生，单一或 2～5 朵着生于花序梗顶端成伞形聚伞花序，夏季叶腋抽花梗，花冠喇叭状，1～3 朵，蓝紫色或白色、紫红色花。蒴果近球形，成熟裂开；种子卵状三棱形，光滑，棕黑色或土黄色。

生长环境：丛林中、路边或栽培。

采集加工：药用种子，秋季果实成熟时采，晒干。

性味功效：性寒，味苦，有微毒。逐水，通便，杀虫。

【主治】

1. 麻疹：牵牛子 5 钱，明矾 50g，研细末，面粉少许用醋调糊，敷两足心，每天换 1 次。

2. 大便秘结：牵牛子 10～25g，煎服；或牵牛子研末，每日服 2.5g。

3. 驱蛔虫：牵牛子 3g，大黄 2.5g，槟榔 9g，共研末，分 3 次服。

4. 消化不良：牵牛子炒热，研末，每日 2 ～ 3 次，每服 1 ～ 6g。

5. 鹤膝风：牵牛子（生）和炒焦及炒炭者各 3g，研末，每服 6 分，1 日 1 次，连服 15 天。

6. 胃痛：牵牛子、五灵脂各等分，研末，用酒醋调成丸，每服 3g。

7. 肝硬化腹腔积液、肾炎浮肿：牵牛子 9g，煎服；或牵牛子 6g，研末，大枣 10 个，红糖适量，共煮，吃枣喝汤。

（八十四）铁落

药物来源：本品为铁烧红煅打时飞落下的铁屑。

采集加工：收集飞落的铁屑，生用或煅红醋淬。

性味功效：性平，味辛。补血安神，解毒。

【主治】

1. 神经官能症、睡眠不宁、狂妄惊痫：铁落 15g，煎服。

2. 贫血：铁落 3 ～ 5g，煎服。

3. 丹毒、痈疽红肿：铁落，醋煅，研极细末，油调涂敷。

4. 狐臭：铁落，炒热，投热酒中，布包熨腋下。

（八十五）柿蒂（柿霜）

地方名：柿子把、柿子疙瘩。

药物来源：柿蒂为柿树科植物柿的干燥宿萼。

采集加工：柿蒂，9 ～ 10 月蒂熟时收集晒干；柿霜，即柿饼外层白霜，刷下过筛。

性味功效：柿蒂性温，味苦。温胃降逆。

柿霜性凉，味甘。清咽喉，止咳化痰。

【主治】

1. 胃寒呃逆：柿蒂、苏梗、半夏各 3 钱，生姜 6g，煎服；或柿蒂、陈皮各 10g，丁香 3g，煎服。

2. 疮不收口：柿蒂，烧炭，研末，涂疮口。

3. 咳嗽：柿霜 6g，贝母 9g，研末，分 2 次服。

4. 咽炎、口疮：柿霜，吹患处。

5. 胃溃疡：柿霜、白及、乌贼骨、浙贝母各 9g，研末，每服 6g，1 日 3 次。

6. 便血：柿饼，蒸热吃，每次 1 个，1 日 3 次。

7. 避孕：带柄柿蒂 4 ～ 7 枚，瓦上焙干，研末，在月经干净后 1 ～ 2 天内，用黄酒 50g 送服，1 次可避孕 1 年。

注：

（1）柿蒂必须带柄。

（2）忌用铁器粉碎。

（3）服后 24 ～ 48 小时内忌房事；避孕期间忌食柿子、柿饼、红枣。

（八十六）荞麦

药物来源：本品为晚秋作物荞麦。

采集加工：药用根、叶及成熟种子。根、叶多鲜用。荞麦成熟时收割，打下晒干。

性味功效：性平，味甘。荞麦益气止汗。根、叶消肿解毒。

【主治】

1. 盗汗：荞麦、红枣各 50g，煎服。

2. 小儿自汗：荞麦 15g，瘦猪肉 100g，煎服。

3. 疮疖肿毒：荞麦根或鲜叶，加红糖捣烂外敷。

4. 痢疾：荞麦面 6g，红糖适量，开水调敷。

5. 男子白浊、妇女赤白带下：荞麦面炒焦，用鸡蛋清调为丸，如桐子大，每次盐水送服 50 丸，1 月 3 次。

（八十七）南瓜（南瓜子、南瓜蒂、南瓜苗、南瓜叶）

地方名：方瓜、北瓜。

采集加工：瓜、瓤及叶多鲜用；瓜子、瓜蒂吃瓜时收取，子晒干；蒂切片晒干；也可于秋季剪断瓜藤，用瓶盛接汁液，密封备用。

性味功效：性温、味甘。种子杀虫，除热，润燥生肌。瓜蒂安胎，治疮毒。

【主治】

1. 绦虫病：鲜南瓜子 40 粒，捣烂，调蜜，分 3 次饭前开水冲服，服后再服泻药 1 次；南瓜子 100～200g，去皮生吃或炒熟研粉，早晨空腹服半小时后，再用槟榔 100～200g，石榴皮 50g，煎服，2 小时后如不大便，再冲服芒硝 2～9g；或生南瓜子仁 100g 捣烂，加凉开水，调成乳剂，空腹服。

2. 缺乳：南瓜子仁 20g，捣烂或加白糖适量，早晚空腹各服 1 次，连服 3～5 天。

3. 胎动不安：南瓜蒂 4～8 片煎服。

4. 烫伤：南瓜藤汁，外涂；或南瓜捣烂取汁，调朴硝外涂。

5. 牛皮癣：南瓜叶，搓揉外搽至有热量为度。擦后有干燥紧张感者，可涂油。

6. 疔疮溃疡：南瓜蒂，煅炭研末外敷。

7. 肺结核低热：南瓜藤 15～50g，煎服。

8. 疮疖肿毒：南瓜瓤，外敷。

（八十八）柳叶（柳枝、柳花、柳根）

药物来源：本品为杨树的叶、枝、花及根。

采集加工：柳叶春夏秋均可采，晒干。柳花春采，晒干。柳枝春夏采嫩枝。柳根全年可采。

性味功效：柳枝、柳叶性寒，味微苦。散风去湿。

花、根性寒，味苦。祛风，消肿止痛。

【主治】

1. 淋浊尿痛：柳叶 50g，柳枝 15g，侧柏叶 9g，煎服。

2. 地方性甲状腺肿大：柳枝，切碎加水浸泡 1 天，滤液，浓缩成膏，外敷，每 3～5 天换药 1 次。

3. 预防黄疸型传染性肝炎：嫩柳枝叶 15g，泡开水或加少量红糖代茶饮。

4. 关节肿痛、小儿发热：鲜柳枝叶，煎水外洗。

5. 口臭、口苦、纳差：嫩柳枝，细嚼，咽汁吐渣。

6. 牛皮癣：柳花、叶 1～1.5kg，花椒 200g，生姜 100g，熬膏外敷。

7. 高血压：柳须根，泡开水代茶饮。

8. 灭蚊蝇：柳叶水泡取液，入污水中。

9. 杀蛆：柳树叶，切碎撒水池中。

（八十九）胡椒

药物来源：本品为为胡椒科植物胡椒的干燥近成熟或成熟果实。

性味功效：性大热，味辛。温胃止痛，下气消痰。

【主治】

1. 疟疾：胡椒 0.5g，研末，于发作前 3 小时，先针刺大椎穴，并少量放血，将胡椒末撒在胶布上外贴大椎穴。

2. 小儿消化不良：胡椒，研末，填满肚脐眼，再贴上暖脐膏药 24 小时，未瘥再贴 1 次。

3. 胃痛腹痛：胡椒、绿豆各 3g，研末，白酒送服。

4. 呕吐：胡椒 6g，煨姜 50g，煎服。

5. 大小便闭结、石淋：胡椒、朴硝等分，研末，每服 6g，1 日 2 次。

6. 牙痛：胡椒、荜茇等分，研末，外塞蛀牙孔中。

7. 妇人血崩：胡椒、檀香、郁金、茜草、黄柏等分，研末，水泛为丸，梧桐子大，每服 20 丸，阿胶 9g，煎汤送服。

8. 蚰蜒、蜈蚣咬伤：胡椒，研末，口涎调和外敷。

（九十）荸荠

地方名：蒲球、笔球、马蹄。

采集加工：药用球茎及茎，秋冬采挖，多鲜用。

性味功效：性微寒，味甘。清热止渴，利湿化瘀。

【主治】

1. 肺热咳嗽：荸荠 50g，海蜇皮 15g，开水冲服。

2. 小便短赤淋痛：荸荠干茎 50g，木通 6g，煎服。

3. 疗疮：鲜荸荠，捣烂外敷。

（九十一）秋葵

地方名：黄蜀葵。

植物形态：锦葵科。一年生草本，全株有疏毛。单叶互生，有长柄，叶片掌状 5～9 深裂，裂片线状及圆形或披针形，边缘有锯齿。6～8 月开花，花淡黄色或白色，单生于叶腋，有长柄。蒴果五角锥形，端头有硬毛。

生长环境：栽培。

采集加工：药用花、叶、根及子。夏秋采根、叶。秋季采花、子。晒干或鲜用。

性味功效：性寒，味甘。清热消炎，通乳利尿。

【主治】

1. 烫伤：鲜黄蜀葵花，放麻油内浸泡2周（越久越好），外擦患处，1日多次。

2. 腮腺炎：黄蜀葵根6g，藤黄3.5g，共研细末，投入500g95%酒精内，浸泡后涂患处，每日2次。

3. 痈肿、无名肿毒：鲜黄蜀葵根50g，煎服，并用鲜根调红糖捣烂外敷。

4. 刀伤出血：黄蜀葵叶和冰片少许，研细末敷伤口。

5. 乳汁不通：黄蜀葵子3g，研细末，温酒送服；或种子打碎后以布包裹，猪前蹄1只，水煮极烂，去药渣，吃肉喝汤。

6. 大便秘结：黄蜀葵花，煮稀饭吃。

7. 高热不退：黄蜀葵根3g，煎服。

8. 热淋：黄蜀葵子9g（打碎），煎服。

（九十二）珍珠菜

地方名：歪头花。

植物形态：报春花科。一年生草本。根茎细长，棕红色。叶互生，长椭圆形或披针形，全缘，近于无柄。花期6～7月，花单性，雌雄同株，腋生，细小，开多纹有柄的白色小花。蒴果无柄，扁圆形，赤褐色。

生长环境：山坡、路旁、溪边。

采集加工：药用全草、根，春夏秋采，晒干或鲜用。

性味功效：性平，味辛，微涩。活血调经，消肿散瘀。

【主治】

1. 闭经：珍珠菜根、茜草根、石见穿根各50g，酒、水各半煎服。

2. 月经不调：珍珠菜、益母草各9g，月月红、马鞭草各2g，煎服。

3. 小儿发热：珍珠菜、灶心土各3g，茅根、灯心草、淡竹叶各6g，煎水代茶饮。

4. 小儿疳积：珍珠菜根 30g，鸡蛋 1 个，水煮，吃蛋喝汤。

5. 咽喉肿痛：珍珠菜根、青木香根（均鲜）各 15g，捣汁服。

6. 乳腺炎、挫伤：珍珠菜根 50g，煎服。

7. 痢疾：珍珠菜 250g，煎服。

8. 急性淋巴管炎：鲜珍珠菜，捣烂外敷。

（九十三）荠菜

植物形态：十字花科，二年生草本，高至尺余。茎直立，全株有白毛，根叶丛生，平伏地面，茎叶互生，倒卵形或披针形，羽状深裂或浅裂，基地抱茎，边缘有齿。春季顶端叶腋开白色小十字花，总状花序。结短角果，倒三角形，内有黄色细小种子多枚。

采集加工：药用全草、花及子。4 月采全草及花，成熟时采种子，晒干。

性味功效：性平，味微甘。利尿，止泻，止血，明目。

【主治】

1. 预防麻疹：韭菜 1kg，水 1kg，浓煎成 500g，每周服 1 次，每次 150g。

2. 肺结核吐血、尿血、便血、子宫出血：韭菜花、蚕豆花、小蓟（均鲜）各 50g，煎服。

3. 腹泻、痢疾：韭菜子，烧炭，研末，每服 6g，1 日 3 次。

4. 青光眼：韭菜子，打碎，煎水代茶饮。

5. 眼花：韭菜子、决明子各 6g，青葙子 3g，菊花 12g，泡水代茶饮。

6. 麻疹不透：韭菜、鲜白茅根各 50g，煎服代茶饮。

7. 小儿消化不良：韭菜 12g，炒麦芽 6g，陈皮 3g，煎服。

8. 肝火头痛：韭菜 50g，煎水，打鸡蛋 2 个，煮热，吃蛋喝汤。

9. 高血压：鲜韭菜 250g，浓煎去渣，加蜜 250g，文火收膏，1 日 3 次，每服 1 汤匙。

10. 头晕：韭菜花 50g，水煎，打入白鸡下的蛋 2 个，吃蛋喝汤。

（九十四）海金沙

药物来源：本品为海金沙科植物海金沙的干燥成熟孢子。

植物形态：多年生草质藤本，植株高攀达 1～4 米。根茎细弱横走，生黑褐色有节的毛。叶互生，2～3羽状复叶，小叶卵圆披针形，边缘有不规则浅裂，上部小叶无柄，下部叶有长柄。孢子常在叶背面生出，孢子囊穗长2～4mm，远超过小羽片的中央不育部分，排列稀疏，暗褐色，无毛。

生长环境：林中、溪边、灌木丛中。

采集加工：药用孢子、全草、根，夏秋采，晒干。

性味功效：性寒，味甘。清热解毒，利湿通淋。

【主治】

1.肾盂肾炎：海金沙、玉米须各15g，车前草、马兰、蒲公英、金钱草、萹蓄各50g，生甘草6g，煎服，每日1剂。

2.尿路结石：海金沙50g，车前草、茅根各100g，煎服。

3.肝炎：海金沙15g，刘寄奴、车前草各50g，瓜子金、钩藤15g，水煎，加水牛角适量，磨汁冲服。

4.腮腺炎、乳腺炎、结膜炎、口腔炎：海金沙100～150g，煎服。

5.中暑、感冒、咳嗽：鲜海金沙，捣汁服。

6.带状疱疹、烫伤：鲜海金沙，捣烂外敷。

（九十五）猪胆粉（猪心、猪油）

药物来源：猪胆粉为猪科动物猪胆汁的干燥品。

性味功效：性寒，味苦。清肝明目，利水止泻。

【主治】

1.急性气管炎、百日咳：桔梗100g，麻黄50g，共研细末，加猪胆汁和蜂蜜适量制丸，每次服1到2颗，1日3次。

2.疔疮：猪胆一个，风干，加生葱适量，捣烂外敷。

3.目赤肿痛：猪胆汁适量，加盐少许滴眼。

4.烫烧伤：猪胆汁调黄柏粉，外敷。

5.久泻：猪胆汁适量，干姜50g，附子6g，葱白4个，煎服。

6.小便不通：猪胆汁适量，热酒冲服。

7.精神病：猪心2个，各纳入朱砂2.5g，文火炖熟，吃猪心喝汤，连吃20～30个。

8.冻疮、鹅掌风、皲裂疮：猪油500g，白芷8g，融化后加入樟脑粉

200g，搅匀成膏外敷。

（九十六）烟草

性味功效：性湿，味辛，有小毒。解毒，杀虫。

【主治】

1.牛皮癣：烟叶适量，水煎，加明矾适量，熏洗；或烟叶茶叶等量，开水泡洗，再用蒸叶研末，麻油调抹。

2.疮疥肿毒：鲜烟草适量，加红沙少许，捣烂外敷。

3.癞头：皂角25g，煎水洗，再用毛茛、硫黄各15g，共捣烂调油外搽。

4.毒蛇咬伤：烟袋管内的烟油少许，开水冲服或外涂。

5.杀蛆：烟秆1kg，热水17.5kg，浸泡24小时，去渣加生石灰500g，搅拌后撒粪坑内。

6.灭蝇：烟叶研末，拌在稀饭内发酵诱杀苍蝇。

7.灭蚊：烟叶或秆，煎水喷洒或熏烟。

（九十七）绥草

地方名：盘龙参、走劲草。

植物形态：兰科。多年生草本，地下根圆柱形丛生，肥嫩多肉，靠近根部似丛生或仅有叶的残茎。叶数枚生于茎的基部，线形至线状披针形，长度和宽度变化大，先端钝尖，全缘，基部微抱茎，上部的叶退化而为鞘状苞片。初夏开花，开于基地，穗状花序旋扭状，花顺次排列盘旋上升，状如盘龙，淡红色。蒴果椭圆形，有细毛。

生长环境：山坡或潮湿地带。

采集加工：药用根，夏秋采晒干或鲜用。

性味功效：性平，味甘、淡。清热解毒，补气强体，消肿止痛。

【主治】

1.毒蛇咬伤：鲜绥草7棵，煎服，药渣或绥草鲜叶捣烂外敷伤口周围。

2.糖尿病：鲜绥草50g，银杏15g，煎服。

3.肺痨咳嗽：鲜绥草50g，煎服。

4.肾虚、腰痛、头晕：绥草、仙茅、淫羊藿各5g，煎服。

5. 白浊、带下：绶草 50 ～ 100g，煎服。

6. 病后体弱、神经衰弱、慢性扁桃体炎、慢性咽炎：绶草 3 ～ 5g，煎服。

7. 指头疔：鲜绶草 50g，酒水各半，煎服，药渣外敷。

（九十八）猪殃殃

地方名：小拉拉苣。

植物形态：茜草科。二年生草本，茎细长，平卧或倾斜，四棱，棱上有细刺。叶 6 ～ 8 轮生，狭长倒披针形，叶缘有细刺毛。4 ～ 5 月开花，聚伞花序，花小，白色或带淡黄绿色。悬果均二半球形。

生长环境：荒地、麦田、沟边湿地。

采集加工：药用全草，春夏季采集晒干。

性味功效：性微寒，味辛、甘。清热解毒，活血消肿。

【主治】

1. 白血病：猪殃殃 50g，白芷、首乌、黄精各 9g，凤凰衣 6g，土茯苓 18g，煎服。

2. 感冒、咳嗽、尿道感染、淋浊、水肿、慢性阑尾炎：猪殃殃 50 ～ 200g，煎服。

3. 跌打损伤、痈疽：猪殃殃 100 ～ 150g，煎服，药渣捣烂外敷。

4. 小儿白口疮、牙疳、乳癌溃烂、毒蛇咬伤：猪殃殃 50 ～ 100g，煎服。另用鲜猪殃殃捣烂外敷或绞汁涂抹。

5. 刀伤出血：猪殃殃，研末，撒伤口。

6. 中耳炎：猪殃殃果实一把，捣汁滴耳，1 日 2 次。

7. 肋骨折断，下陷不起：猪殃殃适量，嚼烂外敷肋骨下陷部 4 ～ 5 小时。

（九十九）糯稻根

地方名：糯稻草根。

采集加工：药用根茎，秋季收集，晒干。

性味功效：性平，味甘。益气和胃。

【主治】

1. 虚汗、盗汗：糯稻根 50 ～ 100g，黄芪 50g，浮小麦 9g，煎服。

2. 消化不良、腹胀：糯稻根 15 ～ 50g，煎服。

3. 神经官能症、丝虫病：糯稻根 250 ～ 500g，红枣 10 颗，煎服。

4. 肝炎：糯稻根 50 ～ 100g，煎服。

（一百）蟾蜍

地方名：癞蛤蟆、麻癞、呆癞蛄子。

药物来源：本品为蟾蜍科动物中华大蟾蜍或黑眶蟾蜍。

捕捉加工：药用全体，夏秋捕捉。开水烫死，去净内脏，晒干，放在大火上烤至发泡有焦味时冷却，研末用或鲜用。

性味功效：性温，味辛，有毒。解毒，利尿，消肿。

【主治】

1. 痈疽疔疮：活蟾蜍一个，剖开肚子敷患处；或蟾蜍粉，醋调外敷。

2. 水肿、腹腔积液：蟾蜍粉 1.5g，开水冲服，1 日 1 次，连服 7 ～ 10 天。体虚者酌减，服时注意血压变化。

3. 麻风：蟾蜍一个，去肌肉、骨骼，留肝，水煎服。苍耳草 150g 煎煮取汁，加蜂蜜、酒精、大麦粉制丸，内服，小儿酌减。服药期间忌食猪肉。

（一百零一）繁缕

地方名：鹅肠草。

植物形态：石竹科，一年生或二年生草本，茎纤弱柔软，绿色，圆柱形，下部伏卧，下部节上生根，上部叉式分枝。叶对生，卵圆形或卵形，先端尖全缘，茎下部的叶具翼状柄，上部无柄。春季开花，聚伞花序腋生或顶生，上开多数小花；花柄纤弱，一侧有毛，花后渐次向下，至果实开裂时复直立；花瓣白色。蒴果卵形，微长于宿萼。

生长环境：山谷、田埂、路边及草丛中。

采集加工：药用全草，春夏采，晒干或鲜用。

性味功效：性平，味酸，微寒。清热解毒，活血祛瘀。

【主治】

1. 牙痛：鲜繁缕、食盐少许，捣烂，咬在牙痛处。

2. 痈疽疮疖：鲜繁缕 150g，捣烂，加甜酒适量煎服；或鲜繁缕，捣烂外敷。

3. 痢疾：繁缕 50g，水煎，冲糖服。

4. 痔疮：繁缕（鲜）50g，浓煎，加盐少许，融化后熏洗。

（一百零二）翻白草

地方名：鸡腿根、鸡头。

药物来源：本品为蔷薇科植物翻白草的干燥全草。

植物形状：蔷薇科。多年生草本，高数寸，地下宿根丛出，呈纺锤形。基生叶有小叶，丛生，有长柄，奇数羽状，复叶，有小叶 3 ～ 5 对，长圆形，边缘有粗锯齿，表面有稀疏刚毛，背面密被白色棉毛。4 ～ 5 月开花，聚伞花序有花数朵至多朵，黄色，疏散，花梗长 1 ～ 2.5cm，外被绵毛。瘦果近肾形，光滑。

生长环境：路边田埂及荒草丛中。

采集加工：药用梗，春秋采，晒干切段。

性味功效：性平，味甘、微苦。清热解毒，凉血止血。

【主治】

1. 各种出血：翻白草 50g，仙鹤草 20g，阿胶 9g，艾叶炭 6g，煎服。

2. 血友病：鲜翻白草 100 ～ 150g，煎服。另用鲜翻白草，捣烂外敷。

3. 痢疾：翻白草、马齿苋各 50g，茶叶 5g，煎服。

4. 痛经：翻白草 50g，红花 3g，加红糖、黄酒少许，煎服。

5. 带下：翻白草、珍珠菜根各 50g，茜草 3g，墨鱼 1 条，水煎服，吃鱼喝汤。

6. 劳伤虚弱：翻白草 50g，煨鸡吃。

7. 疔疮、无名肿毒：翻白草 100g，煎服。

8. 慢性咽炎、鼻炎、口疮：翻白草 5g，煎服。

（一百零三）接骨木

地方名：捂筋树。

植物形态：忍冬种。落叶灌木，披针形或长圆形，边缘有锐齿。4 ～ 5 月开花，密生枝顶，花小，白色，浆果红色。

生长环境：多栽培。

采集加工：药用带叶茎枝，9 ～ 10 月采，切片晒干或鲜用。

性味功效：性平，味甘、苦。祛风通络，活血止血，利尿消肿。

【主治】

1. 跌打损伤、骨折：接骨木 15g，当归、赤芍各 20g，川芎 6g，煎服；或鲜接骨木、生山栀，捣烂，加黄酒适量外敷。

2. 烫伤：接骨木，研末，麻油调敷。

3. 风湿痛：接骨木 15g，桑枝 50g，煎服。

4. 创伤出血：接骨木，研末，外敷。

5. 肾炎水肿：接骨木 15g，煎服。

（一百零四）蓖麻子

地方名：大麻子。

药物来源：本品为大戟科植物蓖麻的干燥成熟种子。

植物形态：一年生粗壮草本或草质灌木，高达 5 米；小枝、叶和花序通常被白霜，茎多液汁。叶轮廓近圆形。雄花：花萼裂片卵状三角形，雄蕊束众多；雌花：萼片卵状披针形。蒴果卵球形或近球形，果皮具软刺或平滑。

性味功效：

种子性湿，味甘。润肠通便，消肿排脓。

根性微温，味淡。化痰下气。

叶性温，味苦。除风湿，消肿毒。

【主治】

1. 烫烧伤：蓖麻油与 3%～5% 漂白粉上清液适量，调匀外敷，每日 1 次；或蓖麻油 50g，冰片 1g，研化外涂。

2. 疮疖肿毒、颈淋巴结核、乳腺炎：鲜蓖麻子，捣烂外敷。如脓已成，用种子 5 粒，捣烂敷疮头，能使疮头破。

3. 口眼㖞斜：蓖麻子 5 粒，捣烂外敷对侧面部。

4. 大便不通：蓖麻子仁 15g，捣烂，开水冲服；或蓖麻油 1 小汤匙，开水冲服。

5. 子宫下垂：蓖麻子、葵花叶各 50g，生附片 5g，白糖少许，共捣烂贴百会穴及肚脐与耻骨联合中间处。

6. 胞衣不下、催产：蓖麻子 30 粒，捣烂，敷足心涌泉穴。

7. 脱肛：蓖麻子、白糖各适量，捣烂敷前囟；或用鲜蓖麻叶、石榴皮适量，水煎熏洗。同时用蓖麻子5粒，捣烂做饼，敷百会穴。

8. 下肢溃疡：蓖麻叶，烧炭存性外敷。

9. 风湿骨痛、跌打瘀痛：蓖麻根3g煎服，或用蓖麻叶，煎水熏洗。

10. 麻疹不出、热性病烦躁不安：鲜蓖麻叶，搓前胸后背。

（一百零五）泽泻

地方名：如意花。

药物来源：本品为泽泻科植物东方泽泻或泽泻的干燥块茎。

植物形态：多年生水生或沼泽草本，高1～3尺，地下有球状茎，叶上有许多须根。叶全部基生葵部，叶鞘状，叶片匙状或椭圆形，光滑无毛，叶脉3～7条全缘，有长柄。夏季叶间抽花茎，小花，白色带红晕，集成大形轮生状圆锥花序。小花梗呈长伞状排列。瘦果椭圆形。

生长环境：河边、沼泽、池塘中。

采集加工：药用块茎。秋天叶枯萎时挖，去须根及外皮，火焙清水泡透，切片晒干。

性味功效：性寒，味甘、咸。利尿渗湿，泻火止遗。

【主治】

1. 梅尼埃病：白术10g，泽泻15g，怀牛膝9g，煎服。

2. 肾炎水肿、小便不利、湿热淋：泽泻、茯苓、猪苓、白术、车前子各4g，煎服。

3. 肾虚、眩晕、腰痛、遗精：泽泻、熟地黄各4g，山茱萸、牡丹皮各4g，煎服。

4. 消化不良、泻肚肠鸣、小便少：泽泻4g，苍术、茯苓各9g，陈皮6g，煎服。

5. 慢性胃炎、头晕：泽泻、白术各3g，煎服。

（一百零六）刺苋

地方名：野苋菜、刺苋菜。

植物形态：苋科。一年生草本，多分枝。茎直立，茎有棱，稍红，下部光滑，上部稍有毛，单叶互生，有柄，叶片棱状，卵形至卵状披针形，两端渐狭，中脉背面突出，先端钝有细刺，全缘或微波状，叶腋有刺一对。穗状花序，顶生或腋生，花小，绿或淡绿色，单生，雄花圆柱形，顶生，直立或微垂。胞果含种子一枚，质坚，光亮。

生长环境：村旁、荒地、田埂、草坡。

采集加工：药用全草，秋采，切段晒干。

性味功效：性寒，味酸、苦。清热解毒，收敛止血。

【主治】

1. 痢疾：刺苋 15 ～ 50g，或加马齿苋等量煎服。

2. 牙疳：刺苋烧炭，研末，外搽。

3. 胆结石：刺苋（缘茎较好）300g，猪小肠一段，煎服。

4. 瘰疬：刺苋或鲜根茎 100 ～ 150g，水煎，调酒服。

5. 湿热带下：刺苋或根 1 ～ 100g，白果 14 枚〔去壳〕，煎服。

6. 湿疹：刺苋、食盐适量，水煎，外洗。

7. 毒蛇咬伤：鲜刺苋，捣烂外敷，另捣汁一杯，开水冲服。

8. 蛇头疔：鲜刺苋叶和蜂蜜，捣烂外敷。

9. 消化道溃疡出血：鲜刺苋根 250g，放瓦罐浓煎内服。

（一百零七）苦丁香

地方名：甜瓜蒂、甜瓜把儿。

药物来源：本品为食用之甜瓜蒂。

生长环境：多栽培于田园或野生于田边。

采集加工：吃甜瓜时收取瓜蒂和子，晒干。

性味功效：性寒，味苦，有小毒。催吐，除湿，退黄疸。

【主治】

1. 食积、胃脘痞块：苦丁香、赤小豆等，研末，每服 3g，开水冲服，能引起呕吐。

2. 湿热黄疸：苦丁香，研末，每次 0.5 ～ 1g，吹鼻便流出黄水。

3. 跌打瘀血：甜瓜子 9g，研末冲黄酒服，微汗。

4. 急性阑尾炎：甜瓜子、生地榆各 15g，金银花 50g，黄芩 9g，煎服。

5. 心烦口渴：甜瓜子 3g，麦冬、天花粉各 4g，煎服。

（一百零八）泥胡菜

地方名：苦水台。

植物形态：菊科。一年生或二年生草本。根肉质，圆锥形。茎直立，圆柱形，具纵纹，光滑或被白色棉毛。茎部叶丛生，有柄，叶片状分裂，顶端裂片较大，三角形，茎叶互生，长椭圆形，羽状分裂、先端钝，边缘有浅齿，背面被蛛丝状毛。花期5～6月，头状花序多数，总苞球形，外层苞片卵形，中层苞片椭圆形，内层苞片线状披针形，管状花紫红色。瘦果椭圆形，冠毛丰。

生长环境：荒野、路旁、山坡等。

采集加工：药用全草，夏秋采，切段，晒干。

性味功效：性凉，味微苦。清热解毒，祛瘀生肌。

【主治】

1. 乳痈：泥胡菜50g，捣烂取汁，淘米水冲服，渣外敷。

2. 疔疮：鲜泥胡菜，捣烂外敷。

3. 刀伤出血：泥胡菜叶，嚼烂外敷。

4. 骨伤：泥胡菜叶，捣烂包敷。

（一百零九）委陵菜

地方名：牛鸡头。

药物来源：本品为蔷薇科植物委陵菜的干燥全草。

植物形态：多年生草本。根粗壮，圆柱形，稍木质化。茎直立或倾斜，被稀疏短柔毛及白色绢状长柔毛。基生叶为羽状复叶，边缘羽裂，表面绿色，背面灰白色，密生白绒毛，叶柄基部扩大呈鞘状抱茎，茎生叶与基生叶相似。夏季茎枝顶端开伞房状聚伞花序，黄色。瘦果卵球形。

生长环境：荒野、山坡、田埂及路旁。

采集加工：药用全草。春秋采，洗净切段，晒干。

性味功效：性平，味甘、微苦。清热解毒，消炎止血。

【主治】

1. 咳嗽、百日咳、咽喉炎、阿米巴痢疾、吐血、便血、咯血：委陵菜

15～50g，煎服。

2.刀伤出血：委陵菜研末，撒伤口。

3.月经不调、带下：委陵菜50g，酒煎服。

（一百一十）雨久花

地方名：大鸭舌草。

植物形态：雨久花科。一年生草本。全株青色，光滑无毛。叶片卵状或长卵状心脏形，先端尖，基部心形，全缘，柄长，抱茎生，叶脉明显，平行脉。秋季抽花梗，开紫色或白色圆锥花序，花瓣6片，地下生褐色须根。

生长环境：多生于水田及水沟边。

采集加工：药用全草，秋采，切段，晒干。

性味功效：性寒，味甘。清热解毒，消肿生津。

【主治】

1.单纯性及中毒性消化不良：雨久花15～50g，煎服。

2.痈肿、疮疖、肿痛热病烦渴：雨久花25～50g，煎服；或鲜雨久花，捣烂外敷。

（一百一十一）狗尾草

地方名：毛鸹鸹草、光明草。

植物形态：禾本科。一年生草本，茎直立，根须状，秆直立或基部膝曲，通常较细弱。叶细长，披针形或润线形，下部呈鞘状包围于茎上，叶边缘粗糙。7～8月间，茎梢生圆锥花序，有芒刺，形似狗尾。

生长环境：田野荒地、田边及山坡。

采集加工：药用全草，夏秋采，切段，晒干。

性味功效：性平，味甘。清肝明目。

【主治】

1.小儿肝热、手足心热、疲倦瘦弱、食欲不振：狗尾草花100～200g，水煎茶饮。

2.目赤肿痛、视力减退：狗尾草15～50g，煎服。

（一百一十二）败酱草

地方名：败酱草。

植物形态：败酱科。多年生草本。根茎粗状，横卧或斜生茎直立，上部分枝，全株有臭酱味。根生叶丛生，长卵形，有长柄，茎生叶对生，羽状全裂或深裂、裂片披针形，短柄边缘有齿。7～9月开花，复伞房花序，顶生，花小，黄色。瘦果椭圆形。

生长环境：田间、山坡、草丛中。

采集加工：药用根，全草，秋采，切段，晒干或鲜用。

性味功效：性微寒，味苦、辛。清热，解毒，活血，排脓。

【主治】

1. 急性阑尾炎：鲜败酱草500g，红藤100g，煎服；或败酱草50g，大黄、牡丹皮、赤芍各9g，煎服。

2. 急性菌痢肠炎：败酱草、白头翁各50g，黄芩12g，煎服。

3. 黄疸肝炎：败酱草50g，茵陈15g，煎服。

4. 痔疮肿痛：败酱草、翻白草各50g，防风15g，水煎熏洗。

5. 肺脓疡：败酱草、鱼腥草、芦根各50g，冬瓜子、薏苡仁各15g，桔梗6g，煎服。

6. 产后腹痛便秘：败酱草15g，煎服。

7. 疔疮肿毒：鲜败酱草叶，捣烂外敷。

（一百一十三）兔儿伞

地方名：小鬼伞。

植物形态：菊科。多年生草本，茎直立。根须状，肉质，根生叶1枚，有长柄，稍带棕褐色。叶通常2片，掌状分裂，裂7～8片，边缘有不规则的粗齿，叶背灰白色。8～9月开花，头状花序多数，密集成复伞房状，淡紫色。瘦果长椭圆形。

生长环境：山坡、沟边、草地、潮湿地。

采集加工：药用全草、根，秋采，晒干或鲜用。

性味功效：性微温，味辛。祛风通络，活血止痛。

【主治】

1. 跌打损伤：鬼儿伞 15 ～ 50g，水、酒各半，煎服；或鲜鬼儿伞捣烂外敷。

2. 中暑：鬼儿伞根 100g，煎服。

3. 痈疽：鬼儿伞根，研末，用鸡蛋清调敷。

4. 坐骨神经痛：鲜鬼儿伞根，捣烂外敷。

5. 肾虚腰痛：鬼儿伞根 100 ～ 150g，白酒 500g，浸泡 3 天，每服 1 酒杯，1 日 2 次。

（一百一十四）夜明砂

地方名：蝙蝠屎。

药物来源：本品为动物蝙蝠的粪便。

性味功效：性寒，味辛。活血，明目，清热。

【主治】

1. 夜盲症：夜明砂 9g，晒干研末，水煎数沸后温服；或配猪肝或鸡羊肝同煮，吃肝喝汤，效果更佳。

2. 眼生翳障：夜明砂、菊花、决明子、蝉蜕、白蒺藜各 9g，煎服。

（一百一十五）陈石灰

药物来源：本品为多年老建筑拆下的石灰。

性味功效：性温，味辛，有毒。收涩止血，消肿止痛。

【主治】

1. 烫伤：陈石灰，研末，麻油调敷。

2. 疔疮肿毒：陈石灰、生半夏各等分，研末，麻油调敷。

3. 痄腮、丹毒、风疹：陈石灰，研末，醋调外敷。

4. 外伤出血：陈石灰、黄鳝血混合，晒干研末，外敷。

5. 水泻、白带异常：陈石灰 50g，茯苓 150g，研末，水泛为丸，梧桐子大，每服 20 ～ 30 粒，空腹米汤送下。

6. 吐血：陈石灰 6g，研末，井水送服。

（一百一十六）紫萁贯众（绵马贯众）

地方名：贯众。

药物来源：紫萁贯众为紫萁科植物紫萁的干燥根茎和叶柄残基。绵马贯众为鳞毛蕨科植物粗茎鳞毛蕨的干燥根茎和叶柄残基。

生长环境：山沟、岩缝、林中阴湿地。

采集加工：药用根茎，夏秋采，去叶柄，根切片晒干。

性味功效：性微寒，味苦。清热解毒，杀虫，止血。

【主治】

1. 预防流感、麻疹、乙脑、腮腺炎：贯众 9g 煎服，1 日 1 次，儿童酌减。

2. 饮水消毒：贯众 1～2 个，洗净，放于水缸中，2 周换药一次。

3. 颈淋巴结核：贯众 15g，田皂角 50g，煎服。

4. 蛲虫病：贯众 50g，水煎，临睡前洗肛门。

5. 吐血、衄血、便血、子宫出血：贯众 9g，地黄、茅根各 15g 煎服。

6. 漆疮、疮毒、蛇咬伤后局部溃烂：贯众，水煎熏洗。

7. 外伤出血、烫伤：鲜贯众，捣烂外敷。

（一百一十七）枸杞子（地骨皮）

地方名：狗奶子、狗奶头。

药物来源：枸杞子为茄科植物宁夏枸杞的干燥成熟果实。地骨皮为茄科植物枸杞或宁夏枸杞的干燥根皮。

植物形态：多分枝灌木，栽培时可达 2 米多；枝条细弱，常下弯，淡灰色。叶互生或数片丛生，卵形、卵状菱形、长椭圆形、卵状披针形，绿色，全缘先端渐尖或略钝，基部楔形，栽培者较大。花在长枝上单生或双生于叶腋，在短枝上则同叶簇生，淡紫色或紫红色小花。花后结浆果，椭圆形，深红或桔红色。

生长环境：路边、沟旁、山坡等荒地。

采集加工：果实为枸杞子，秋采，晒干或烘干。根为地骨皮，春秋挖，取皮晒干。

性味功效：枸杞子性平，味甘。滋润明目。

地骨皮性寒，味苦。清热凉血。

【主治】

1. 痛疾：鲜地骨皮 50g，茶叶 3g，水煎，于发作前 2～3 小时炖服。

2. 目视模糊：枸杞子 50g，瘦猪肉 100g，炖服。

3. 目赤肿痛（结膜炎）：枸杞子 9g，野菊花 15g，煎服。

4. 肾亏腰痛：地骨皮 200g，猪前蹄 1 只，同炖，吃肉喝汤。

5. 阳痿、早泄：枸杞子 9g，黄精、熟地黄、牡蛎各 15g，补骨脂 12g，煎服。

6. 高血压：地骨皮、豨莶草、杜仲各 9g，臭梧桐、夏枯草各 20g，决明子 15g，煎服。

7. 肺结核潮热：地骨皮 50g，煎服；或地骨皮 2 份，柴胡 1 份，共研末，每次 6g，麦冬 15g，煎水送服。

8. 吐血、尿血：地骨皮 50g，浓煎服。

9. 毛束炎：地骨皮，焙黄研末，香油调敷。

（一百一十八）狗桔

地方名：狗桔梨。

植物形态：芸香科。落叶灌木或小乔木。茎杆、枝均绿色，小枝扁，有棱角，顶刺坚硬。复叶互生，小叶 3 片，草质，边缘有小锯齿。4～5 月叶未发前开花，白色，生于去年枝上，果实球形，熟时黄色，有特殊香气。

生长环境：多为栽培。

采集加工：药用果实（狗桔）、花及叶。果秋季熟时采，切成小块晒干；花 4～5 月采，晒干；叶随用随采。

性味功效：性温，味辛。狗桔花行气散结，解酒毒。叶行气，消结，止呕。

【主治】

1. 胃痛、胃纳不佳：狗桔 9g 或狗桔花 3g 煎服；或花 2.5g，研末吞服。

2. 睾丸肿痛：狗桔 6g，小茴香 9g，煎服；或枸桔焙干，研末，每服 3g，每日 2 次。

3. 淋巴结炎：狗桔、白矾各等分，捣烂外敷。

4.感冒：狗桔 6g，煎服。

5.咽喉肿痛、扁桃腺炎：狗桔 4 个、竹叶 7 片，望江南 3～9g，煎水代茶饮。

6.噎膈、反胃、呕吐、口疮：狗桔叶 6～15g，煎服。

（一百一十九）荩草

地方名：爆竹草、放屁辣子。

植物形态：禾本科。一年生草本。秆细弱，无毛，基部倾斜，多节，常分枝，基部的节着土后易生根。叶卵状至卵状披针形，先端尖，心脏形，抱茎。夏季开紫褐色花，总状花序细弱，长 1.5～3cm，2～10 枚，呈指状排列或簇生于茎顶。颖果长圆形。

生长环境：多生于河岸、路边、田野。

采集加工：药用茎叶，夏秋季采，晒干。

性味功效：性平，味苦。利尿，解热，止咳。

【主治】

1.久咳：荩草 20～50g，煎服。

2.小便不利、浮肿：荩草、车前草各50g，桑皮 12g，煎服。

3.湿疮、皮肤瘙痒：荩草、夜交藤各适量，煎汤外洗。

（一百二十）茜草

地方名：红茜。

药物来源：本品为茜草科植物茜草的干燥根和根茎。

植物形态：草质攀援藤木。根状茎和其节上的须根均红色。茎数至多条，从根状茎的节上发出，细长，方柱形，有 4 棱，棱上生倒生皮刺，中部以上多分枝。叶通常 4 片轮生，卵圆形至卵状长圆形，全缘，有长柄，叶柄及叶缘均有细刺。7～9月开花，圆锥聚伞花朵顶生或腋生，淡黄绿色。浆果扁球形。

生长环境：山坡、路边、林下草丛中。

采集加工：药用根，春秋采，切片晒干。

性味功效：性寒，味苦。活血祛瘀，凉血止血。

【主治】

1.肠炎：茜草 50g，煎水洗脚，1 日 3 次。

2.痛经闭经：茜草、丹参各 50g，煎服。

3.各种出血：茜草、生地黄各 15g，茅根 50g，侧柏炭，小蓟各 4g，煎服。

4.跌打损伤：茜草、六月雪各 50g，煎服。

5.睾丸跌伤：茜草 9g，加黄酒、白糖适量，煎服。

6.黄疸、水肿：茜草 15g，水煎或泡茶服。

7.风湿痛：茜草、虎杖、白英各 15g，共浸酒 1kg，3 周服完。

8.疮疡肿痛：茜草、红花各 9g，蒲公英 50g，煎服。

（一百二十一）鳖甲

地方名：老照派、老鳖盖。

药用药物来源：本品为动物鳖的背甲，即鳖盖。

捕捉加工：药用鳖盖。鳖全年可捕捉，割下鳖头，取其背甲，晒干。

性味功效：性平，味咸。滋阴温阳，软坚散结。

【主治】

1.牙痛：鳖甲焙干研末，每次用 0.5g，放烟斗内烟叶上，点燃当烟吸。

2.结核病或其他原因的下午低热：鳖甲、地骨皮、青蒿、知母、银紫胡各 9g，煎服。

3.经闭潮热：鳖甲 9g，益母草、地骨皮、秦艽、当归、川芎各 3 ～ 15g，煎服。

4.肝脾肿大：鳖甲 9g，丹参、当归、鸡血藤花、续断各 3 ～ 5g，红枣 10 个，煎服。

（一百二十二）硬飘拂草

植物形态：莎草科。多年生草本。须根，根茎倾斜或匍匐。叶互生，多密集在茎部，叶片线形，先端钝，背面密被绒毛。聚伞花序复出，小穗卵状，排列伞状，着生于茎顶，鳞片黄褐色，螺旋状排列。小坚果宽倒卵形，乳白色。

生长环境：草丛中。

采集加工：药用根，春夏采，晒干。

性味功效：性微寒，味甘。滋阴润燥，补虚益损。

【主治】

1. 痨伤盗汗：硬飘拂草根 15g，煎服。

2. 久咳：硬飘拂草 3～15g，煎服。

3. 虚弱头晕：硬飘拂草 15g，炖肉吃。

（一百二十三）褐穗飘拂草

植物形态：莎草科。多年生草本。根细须状。茎细弱，多数丛生，叶狭线形，先端钝，有毛。聚伞花茅顶生，有小穗 4～10 梗，总苞片叶状，小穗扁平，淡褐色，果倒卵形，有三棱，成熟时黑褐色。

生长环境：田埂、水边、茶地及草场中。

采集加工：药用全草，秋采，晒干。

性味功效：性平，味甘。疏风解表。

【主治】

斑疹伤寒：褐穗飘拂草 50g，煎服。

（一百二十四）黑芝麻

药物来源：本品为脂麻科植物脂麻的干燥成熟种子。

植物形态：一年生直立草本，分枝或不分枝，中空或具有白色髓部，微有毛。叶矩圆形或卵形，下部叶常掌状 3 裂，中部叶有齿缺，上部叶近全缘。花单生或 2～3 朵同生于叶腋内，白色而常有紫红色或黄色的彩晕。蒴果矩圆形。

性味功效：性平，味甘。补肾益肝，养血润肠，通乳。

【主治】

1. 肝肾亏虚、头昏眼花、耳鸣：黑芝麻、桑叶等量研末，蜂蜜调服。

2. 肠燥便秘：黑芝麻，炒香研末，蜂蜜调服；或黑芝麻、胡桃仁各 15g，熟地黄 15g，火麻仁 4g，煎服。

3. 白发：黑芝麻 50g，何首乌、熟地黄各 100g，旱莲草 50g，炒黑豆

100g，共研末，炼蜜为丸，每服 9g，1 日 3 次。

4. 病后脱发：黑芝麻，炒香研末，加食糖拌匀，每天服 1 ～ 2 汤匙。

5. 乳汁不足：黑芝麻 50g，捣烂，开水冲服。

（一百二十五）黑穗画眉草

地方名：红英草。

植物形态：禾本科。多年生草本。秆丛生，直立或茎部稍倾斜，茎部压扁状。叶片线形互生，叶鞘扁平，鞘口有白色柔毛，常内卷。圆锥花序开展，螺旋状排列，小穗柄细弱，深紫色。小花 3 ～ 8 朵。

生长环境：路边、草坡。

采集加工：药用全草，夏秋采，晒干。

性味功效：性平，味甘。清热，止咳，镇痛。

【主治】

1. 百日咳：黑穗画眉草 15g，大蒜 3 瓣，桔梗 6g，煎服；或黑穗画眉草根 9g，焙干研末，每次 1.5 ～ 3g，姜糖水送服。

2. 急性腹痛：黑穗画眉草根 9g，生嚼吃或煎服。

（一百二十六）鱼腥草

药物来源：本品为三白草科植物蕺菜的新鲜全草或干燥地上部分。

植物形态：多年草生本，茎下部伏地，节上轮生小根，上部直立，无毛或节上被毛，有时带紫红色。全株有很浓的鱼腥气。叶互生，有腺点，背面尤甚，卵形或阔卵形，叶背常呈紫红色。6 ～ 8 月开花，穗状花序顶生，有 4 片白色总苞片，花细小，淡黄色。蒴果近球形。

生长环境：水沟溪边、草丛等湿地。

采集加工：药用根、全草，夏秋采，晒干或鲜用。

性味功效：性微湿，味辛，有微毒。清热解毒，利湿消肿。

【主治】

1. 肺脓肿：鲜鱼腥草 100g，捣汁或水浸 1 小时，水煎沸去渣，和鸡蛋 1 个，捣匀生服，每日 1 剂，连服 15 ～ 20 天。

2. 防治绞痛：鱼腥草根 15g，嚼烂吞服。

3. 带下：鱼腥草 100g，三白草根 50g，猪瘦肉 200g，水煎，吃肉喝汤。

4. 膀胱炎、尿道炎：鱼腥草根、灯心草各 2～9g，煎服。

5. 病毒性肺炎、支气管炎、感冒：鱼腥草、厚朴、连翘各等分研末，桑枝 50g，煎水服。

6. 皮肤瘙痒、阴道炎、痔疮：鱼腥草，煎水，清洗。

7. 蜂窝组织炎、乳腺炎：鱼腥草 100g，煎服。

（一百二十七）鲤鱼

性味功效：性平，味甘。利水，消肿，活血。

【主治】

1. 妊娠水肿：鲤鱼 1 条，加醋煮食，1 日 1 次。

2. 水肿腹满：鲤鱼 1 条，破腹，生明矾 15g 研末，纳入鱼腹内，用纸包裹，再用黄泥包裹，放火内烤熟，去泥纸。吃鱼，米汤送服，1 日吃完。

3. 胎动不安：鲤鱼 1 条，洗净，阿胶 50g，糯米 100g，葱、姜、橘皮、盐各少许，水 1kg 煮熟，吃鱼喝汤。

4. 乳汁不通：鲤鱼 1 条，焙干研末，每服 3g，酒送服，1 日 3 次。

5. 咳喘：鲤鱼 1 条，去鳞，纸包裹，烤熟后去刺，研末加糯米煮粥，空腹服下。

6. 反胃吐食：鲤鱼 1 条，放入童便内浸泡一夜，晒干研末，加米煮粥吃。

7. 肿毒：鲤鱼，烧灰，醋调外敷。

（一百二十八）菥蓂

地方名：乌兰、苦兰菜。

药物来源：本品为十字花科植物菥蓂的干燥地上部分。

植物形态：一年生草本，无毛；茎直立，不分枝或分枝，具棱。叶互生，长椭圆形或披针形，根生叶，茎部断狭，有柄，茎生叶茎部箭形，无柄而抱茎，全绿或有疏齿牙状。4～5月开花，总状花序顶生，花小，白色。果实扁平卵圆形。

生长环境：山沟、田间、路旁等湿地。

采集加工：药用种子、全草，春末夏初采，晒干。

性味功效：性温，味辛。疏肝明目，利水消肿。

【主治】

1.急性结膜炎：蒜蓂子，研成细末，临睡前点眼，另用蒜蓂子9g，捣碎煎服。

2.慢性风湿性关节炎：蒜蓂子100g，研末，每服12g，1日1次。

3.胃痛：蒜蓂子9～12g，煎服。

4.肝硬化腹腔积液、肾炎：鲜蒜蓂50～100g煎服；或蒜蓂根15～50g，煎服。

5.子宫内膜炎、子宫功能性出血：蒜蓂15～50g，煎水，调红糖服。

（一百二十九）葎草

地方名：拉拉藤。

植物形态：桑科。一年生草本，茎长而蔓延，密生倒钩刺。叶茎上部互生，下部对生，5角形，3～7掌状深裂，边缘有粗锯齿，正面极粗糙。8～9月开花，穗状花序，腋生，花淡黄绿色。瘦果扁圆形。

生长环境：林边、田野等荒地上。

采集加工：药用全草，6～9月采，切段，晒干，或鲜用。

性味功效：性寒，味甘。清热解毒，健胃利湿，退虚热。

【主治】

1.肺结核下午低热：葎草50g，煎服，连服10天。

2.消化不良：葎草15g，煎服。

3.关节红肿疼痛、毒蛇咬伤：鲜葎草，捣烂外敷。

4.淋巴结炎：鲜葎草，捣汁，每服1酒杯，1日3次。药渣外敷。

5.小儿夏季热：鲜葎草，捣汁，每服1汤匙，1日3次。

6.痔疮：葎草50g，黄柏9g，煎水熏洗。

7.黄水疮：葎草叶，焙干研末，醋调外敷。

8.皮肤瘙痒：葎草150g，煎水熏洗，1日1～2次。

9.肾炎，膀胱炎：葎草50g，煎服。

（一百三十）萱草

地方名：黄花菜、金针菜。

植物形态：百合科。多年生草本。根丛生，圆柱形，外皮灰黄色或淡黄棕色。叶一般较宽。6～7月开花，花茎圆柱形，自叶丛中抽出，花序单纯或稍分枝，花5～15朵，淡黄色或黄色。蒴果长圆形。

生长环境：山地阴坡。

采集加工：药用叶、根。叶夏秋采，晒干；根秋采，洗去黄皮，晒干。

性味功效：性凉，味甘。叶安神。根清热止血，利水消肿。

【主治】

1. 神经衰弱：萱草叶、合欢皮各6g，煎服。

2. 体虚浮肿：萱草叶6g，煎服。

3. 小便不利：萱草根15g，车前子、泽泻各4g，西瓜皮50g，煎服。

4. 衄血：萱草根20g，白茅根50g，生地黄15g，小蓟9g，煎服。

5. 急性乳腺炎：萱草根15g，蒲公英100g，金银花50g，煎服。

（一百三十一）韩信草

植物形态：唇形科。多年生草本，全株有短毛。茎直立，茎四方形，有分枝。叶对生，圆形、卵圆形或肾形，有短柄，边缘有圆锯齿。夏初开花，花2朵成一轮，聚成偏向一侧的顶生总状花序，紫色。小坚果卵圆形。

生长环境：山坡、草丛或林旁。

采集加工：药用全草。夏秋采，晒干，切段，或鲜用。

性味功效：性寒，味苦。清热解毒，消肿止痛。

【主治】

1. 小儿高热抽搐：韩信草50g，灯芯为引，煎服。

2. 肺脓疡：韩信草100g，煎水代茶饮。

3. 全身瘙痒：韩信草适量，煎水熏洗。

4. 全身筋骨痛：韩信草200g，红枣2个，猪瘦肉200g，水煮，吃肉喝汤。

5. 急性气管炎、食积饱胀：韩信草5～50g，煎服。

6. 黄疸：韩信草50g，煎服。

7. 毒蛇咬伤：鲜韩信草捣烂外敷。（注：孕妇禁用）

（一百三十二）筋骨草

药物来源：本品为唇形科植物筋骨草的干燥全草。

植物形态：多年生草本。平卧或上升，具匍匐茎，茎长 10 ～ 20cm，被白色长柔毛或绵状长柔毛，幼嫩部分尤多，绿色，老茎有时呈紫绿色。基生叶较多，较茎生叶长而大，叶柄长 1 ～ 2.5cm 或以上，具狭翅，呈紫绿色或浅绿色，被长柔毛。叶片薄纸质，匙形或倒卵状披针形。穗状花序，白色或略带紫色。小坚果倒卵状三棱形。

生长环境：山坡、岩石旁、草丛中。

采集加工：药用全草。全年可采，以开花期为好，晒干。

性味功效：性寒，味苦。清火凉血，退热消肿。

【主治】

1. 慢性气管炎、肺脓疡、肺炎：筋骨草 50 ～ 100g，煎服。

2. 白喉、扁桃体炎、咽喉炎：筋骨草 50g，煎服；或鲜筋骨草 5 株，加豆腐共煮，吃豆腐喝汤。

3. 小儿斑秃：鲜筋骨草，捣汁外涂，1 日数次；或筋骨草 200g，煎水熏洗。

4. 婴儿头面湿疹：鲜筋骨草叶，捣汁，调雄黄少许外涂。

5. 外伤出血：鲜筋骨草，捣烂外敷，或筋骨草研末外敷。

6. 跌打损伤、疮疖肿毒：筋骨草 50g，煎服，另用鲜筋骨草，捣烂外敷。

7. 慢性气管炎：筋骨草 50g，水煎服 60 ～ 100mL，加糖适量，1 日 2 ～ 3 次分服，10 天为 1 个疗程。

（一百三十三）蚕豆

药物来源：本品为豆类农作物蚕豆的花、叶梗和种子。

采集加工：花、叶春采，鲜用或晒干；梗、种子夏季收割时采集。

性味功效：性平，味甘、微辛。花、叶凉血解毒。梗收涩止血。种子健脾利水。

【主治】

1. 血热漏下、带下：鲜蚕豆花 50g，煎服。

2. 中风、口眼㖞斜：鲜蚕豆花 100g，捣汁，冷开水冲服。

3. 高血压：鲜蚕豆花 50 ～ 100g，煎服；或蚕豆花 5g，加冰糖适量开水泡服。

4. 各种内出血：蚕豆花，研末，1 日分 3 次吞服；或蚕豆梗 50g，煎服。

5. 无名肿毒、蛇咬伤：鲜蚕豆叶，捣烂外敷。

6. 水泻：蚕豆梗 50g，煎服。

7. 水肿：蚕豆 400g，煮服，1 日 1 次，连吃 2 ～ 2.5kg；或蚕豆 100g，冬瓜皮 15g，煎服。

8. 脚气：蚕豆 400g，红糖 100g，煮吃。

9. 黄水疮：蚕豆荚，研末，香油调涂。

（一百三十四）莴笋

地方名：莴笋苔。

药物来源：本品为蔬菜菊科莴笋的果实。

采集加工：药用果实。秋季成熟时采，晒干。

性味功效：性温，味苦、辛。活血、通乳。

【主治】

1. 乳汁不通：莴笋子 50g，王不留行 4g，漏芦 9g，煎服；或莴笋子 100g，研末，每服 6g，1 日 2 次。

2. 跌打损伤、闪腰岔气：莴笋子、香附各 100g，乌梅肉 50g，研末，每服 6g，1 日 2 次。另用莴笋子 15g，透骨草 50g，红花 3g，煎水熏洗。

3. 骨折（皮肤不破）：鲜莴笋子适量，加香油，捣成泥，贴敷伤处，木板固定，纱布包扎。也可加榆树的嫩白皮同捣用。

（一百三十五）高粱

地方名：小秫秫、红粮。

药物来源：本为粮食作物高粱的种子。

性味功效：性温，味甘、涩。温中涩肠，除湿。

【主治】

1. 湿疹：高粱 500g，炒炭，加乳香、没药各 50g，冰片 3g，共研细末，用花椒油（香油煮开，放入少量花椒炸糊后捞出，待油冷后即成），调和药末外涂，每日 1 次，连用 3 次。

2. 小儿消化不良：高粱米第二遍糠，放锅中炒至褐色有香味为止，除去上面多余的壳，每天服 3 ～ 4 次，每次 1.5 ～ 3g。

3. 膝痛和脚跟痛：高粱根 7 个，水煎，煮鸭蛋 3 个加红糖 15g，吃蛋喝汤。

4. 四肢无力、喘满：高粱根 200g，煎服。

5. 难产：高粱根，烧炭，研末，每服 3g，酒冲服。

（一百三十六）酸模

植物形态：蓼科。多年生草本，全株有酸味。茎直立，通常不分枝，无毛或稍有毛，具沟槽，中空。单叶互生；叶片卵状长圆形；基生叶有长柄。5 ～ 6 月开花，花单性，雌雄异株；花序顶生，狭圆锥状，分枝稀，花数朵簇生，淡绿紫色。瘦果圆形。

生长环境：山坡、路旁、沟旁。

采集加工：药用全草，深秋采。切段晒干，或鲜用。

性味功效：性寒，味酸。解毒杀虫，凉血止血。

【主治】

1. 出血、便血：酸模 3g，小蓟、地榆炭各 4g，黄芩 9g，煎服。

2. 疥癣诸疮：酸模 9g，芒硝、百部各 4g，地肤子 15g，煎水熏洗；或鲜酸模，捣汁外涂。

（一百三十七）猫爪草

药物来源：本品为毛茛科植物小毛茛的干燥块根。

植物形态：一年生草本。簇生多数肉质小块根，块根卵球形或纺锤形，顶端质硬，形似猫爪，故名猫爪草。茎纤细。基生叶有长柄，叶片形状多变，单叶或 3 出复叶，宽卵形至圆肾形，边缘有 1 ～ 2 个圆锯齿，茎生叶无柄，通常 3 全裂成线形。花单生茎顶和分枝顶端，外面疏生柔毛；花瓣黄色或后变白色，倒卵形，蜜槽棱形。瘦果卵球形。

生长环境：沟边、田埂等湿地。

采集加工：药用根，夏秋采，除去须根晒干。

性味功效：性平，味辛、苦，有微毒。清热解毒，散结消瘰。

【主治】

1. 瘰疬：猫爪草 9g，煎服；或猫爪草 6g，天葵子、七叶一枝花各 9g，煎服。

2. 偏头痛、牙痛：鲜猫爪草根适量，食盐少许，共捣烂，头痛敷太阳穴，牙痛敷经渠穴。

3. 火眼暴痛生翳：鲜猫爪草叶 1 片，食盐少许，捣烂取条豆大一团，敷在耳上对眼角处，左眼敷右耳，右眼敷左耳，在暴痛时敷。

（一百三十八）酸浆草

地方名：灯笼探子、大端端子、蛇端端。

植物形态：茄科。一年或多年生草本。茎多横卧斜生。叶互生，卵圆形至广卵形，边缘具稀疏不规则的缺刻或呈波状。7～8 月开花，叶腋单生，黄色。浆果圆球形，包在灯笼状的花萼中。

生长环境：山坡、路边、田埂、屋旁。

采集加工：药用全草和带花萼的成熟果实。秋采果实，夏采全草，切段，晒干或鲜用。

性味功效：性寒，味酸、苦。清热解毒，利咽止咳。

【主治】

1. 菌痢：酸浆草 50g，煎服。1 日 2 次，连服 1～4 天。

2. 咽喉肿痛：酸浆草 3～9g，研末吞服；或酸浆果 15～50g，元参 3g，牛蒡子 3.5g，甘草 3g，煎服。

3. 腮腺炎：酸浆果 100g，煎服。

4. 牙痛、牙龈肿痛：鲜酸浆草，捣烂浸醋，含漱；或酸浆果，含于痛处。

5. 水肿：酸浆草 4g，车前草 15g，西瓜皮 8g，煎服。

6. 急性支气管炎：酸浆草、桔梗、杏仁各 9g，前胡、甘草各 6g，煎服。

7. 黄水疮、湿疹、疔疮：鲜酸浆草，捣烂外敷；或酸浆果，煎水熏洗。

8. 角膜炎：鲜酸浆草，煎水熏洗。

（一百三十九）蝉蜕

地方名：蝉衣、知了壳。

药物来源：本品为蝉科昆虫黑蚱的若虫羽化时脱落的皮壳。

生长环境：多见于杨柳、榆槐、桑椹树上或杂木林中。

采集加工：药用壳皮，夏秋采收，晒干。

性味功效：性寒，味甘、咸。散风透疹，清热明目。

【主治】

1.破伤风：蝉蜕，去头、足，焙干研末，每次15g，黄酒100g冲服，1日3次。小儿酌减。同时根据病情配合镇静、抗菌、气管切开等措施。

2.急性喉炎：蝉蜕、牛蒡子、甘草各9g，煎服。

3.麻疹不适：蝉蜕3g，芫荽、浮萍各9g，荆芥6g，煎服。

4.目赤翳障：蝉蜕、黄芩各9g，柴胡、白夕利（白蒺藜）、菊花各4g，煎服。

5.过敏性鼻炎：蝉蜕，研末，每服1.5g，1日2次。

6.风热感冒、皮肤瘙痒：蝉蜕、薄荷各等分，研末，每次6g，开水冲服。

7.小儿夜啼：蝉蜕、钩藤各9g，煎服。

（一百四十）粘虫

地方名：粘虫、鼻涕虫。

性味功效：性寒，味咸。清热，息风，解毒。

【主治】

1.蜈蚣蜇痛、毒蛇咬伤：粘虫，捣烂，敷痛处。

2.疮疡：粘虫，焙干研末，麻油调敷。

3.哮喘病：粘虫7个，鸡蛋2个，放麻油内炸吃。

4.脱肛：粘虫，捣烂，涂肛门。

（一百四十一）黄瓜藤（黄瓜霜）

药物来源：蔬菜类葫芦科黄瓜的藤茎及黄瓜经加工而产生的霜。

采集加工：药用藤、瓜霜。藤春夏季采，晒干。

黄瓜霜制法：取黄瓜一只，在顶上切开一小洞，挖去内瓤及种子，塞满明矾，再将切开的黄瓜皮盖上，用竹签钉牢，阴干10天左右，黄瓜皮外会不断冒出白霜，即为黄瓜霜，可用洁净毛笔或纸片陆续刷下，装瓶内。

性味功效：性平，味苦，有微毒。祛痰，镇痉。

【主治】

1. 癫痫：黄瓜藤 50g，煎服；或黄瓜藤、苍耳草、寻骨风各 50g，煎服。

2. 扁桃体炎、咽喉肿痛：黄瓜霜少量，吹入喉内，1 日数次，可以吞咽。

（一百四十二）野苎麻

地方名：苎麻。

植物形态：苎麻科。多年生草本和灌木，茎直立，多分枝。叶互生，卵圆形至润圆形。叶面粗糙，绿色背面密生白色柔毛，边缘有粗锯齿。5～6 月开花，淡绿色，雄花成长形下垂的圆锥花序，雌花簇球形。瘦果，细小有毛。

生长环境：山沟、路边、屋旁等温暖湿润处，或栽植。

采集加工：药用根、叶，夏秋季采，晒干或鲜用。

性味功效：性凉，味甘。清热解毒，安胎止血。

【主治】

1. 血淋、热淋：苎麻根或鲜叶 50～100g，煎服。

2. 胎动不安、血热崩漏：鲜苎麻根 50g，糯米 15g，水煎，加红糖服；或苎麻根 8g，仙鹤草 3g，猪瘦肉 200g，水炖，吃肉喝汤。

3. 麻疹：鲜苎麻根 100g，捣汁，加开水等量，隔水炖服。

4. 跌打损伤：鲜苎麻根 100g，酒、水煎服。

5. 脱肛：苎麻根、糯米各适量，捣烂外敷。

6. 创伤出血、疔疮疖肿：苎麻叶或苎麻根（均鲜）二重皮，捣烂外敷；或苎麻叶研末，外敷。

7. 乳痈：鲜苎麻根、鲜香附草等量，捣烂，加淘米水煎，熏洗，药渣外敷。

8. 毒虫、毒蛇咬伤：鲜苎麻叶，捣烂取汁 1 杯，黄酒适量内服，药渣外敷。

（一百四十三）蒲黄

地方名：蒲棒。

药物来源：本品为香蒲科植物水烛香蒲、东方香蒲或同属植物的干燥花粉。

植物形态：多年生草本。根茎匍匐状，下生多数须状根。基生叶，长线形，茎部鞘状抱茎。6～7 月开花，雌雄花序紧密连接，雄花在上，雌花在下。

果实基部有毛，成熟时自行分散。

生长环境：浅水沟、水塘中。

采集加工：药用天花粉。夏季花刚开放时，剪下雄花部分，晒干，碾碎。

性味功效：性平，味甘。行血止痛，化瘀止血。

【主治】

1. 各种出血症：蒲黄（炭）、小蓟（炭）各 3g，仙鹤草 15g，白茅根 50g，煎服；或蒲黄、栀子、生地黄各 3g，白毛根 5g，黄芩 2g，煎服。

2. 崩漏：蒲黄（炭）、艾叶、阿胶（炭）、侧柏（炭）各 3g，生地黄 15g，煎服。

3. 产后腹痛：生蒲黄、香附各 3g，益母草、赤芍各 4g，煎服。

4. 痛经：生蒲黄、五灵脂各 9g，煎服。

5. 胃痛：蒲黄 6g，煎服。

6. 跌打损伤：蒲黄、川芎各 6g，桃仁、当归各 9g，红花 3.5g，童便 1 杯，煎服。

7. 舌炎、糜烂出血：生蒲黄，外搽。

（一百四十四）蜂房

地方名：马蜂窝。

药物来源：本品为胡蜂科昆虫果马蜂、日本长脚胡蜂或异腹胡蜂的巢。

采集加工：四季均可采收，稍蒸，除去死蜂及蛹，晒干，烧煅。

性味功效：性平，味甘，有毒。祛风杀虫，解毒消肿。

【主治】

1. 火癣：蜂房 1 个，蜈蚣 2 条，明矾适量研末，纳入蜂房孔中，连同蜈蚣置瓦上烘干研末，麻油调匀外搽。

2. 神经性皮炎：蜂房 1 个，明矾 100g，甜酒 250g，共煮成半糊状，先将患处洗净，用刀片轻轻刮去表皮上的细菌后，用药外搽。

3. 乳腺炎：蜂房 9g，研末，黄酒冲服；或蜂房、生甘草各 50g，煎服。

4. 奶汁不下、乳房胀痛：蜂房 50g，研末，每次 2.5g，开水或黄酒冲服，1 日 2 次。

5. 牙痛：蜂房 15g，研末，敷塞痛处；或蜂房适量煎水漱口，不可咽下。

6. 湿疹、痈肿、淋巴结核：蜂房适量，研末，猪油调敷。

7. 小儿惊痫、抽搐、风湿痛：蜂房 9g，煎服。

8. 蜂蜇肿痛：蜂房 3g，煎服；或蜂房研末，麻油调敷。

（一百四十五）蒲公英

地方名：姑姑丁、黄花地丁。

药物来源：本品为菊科植物蒲公英、碱地蒲公英或同属数种植物的干燥全草。

植物形态：多年生草本。根深，表面棕黄色。叶丛生，深浅不一的羽状分裂或不裂。叶柄带红紫色。4～5 月开花，花茎从叶间丛抽出，细长中空，顶生一黄色头状花序，瘦果褐色，顶端有白色长毛。

生长环境：田野、路旁、山坡。

采集加工：药用全草，春秋采，切断，晒干或鲜用。

性味功效：性寒，味苦。清热解毒，凉血利尿。

【主治】

1. 急性结膜炎：蒲公英、金银花分别水煎，制成两种眼药水，分别点眼，1 日 3～4 次。

2. 感冒、急性扁桃体炎、气管炎、肺炎：蒲公英 10g，金银花 15g，板蓝根 10g，野菊花 10g，煎服。

3. 急性阑尾炎：蒲公英、败酱草、大青叶各 50g，红藤 100g，大黄、厚朴各 3g，煎服。

4. 胃溃疡：蒲公英 50g，鸡蛋壳 150g。共研末，每服 1.5～3g，1 日 3～4 次。

5. 胃肠炎、咽喉炎、牙周炎、腮腺炎：蒲公英、紫花地丁、忍冬花各 5g，煎服。

6. 无名肿毒、丹毒、毒蛇咬伤：蒲公英 50～100g，煎服；或鲜蒲公英捣烂外敷。

（一百四十六）连翘

地方名：小纸条。

药物来源：本品为木犀科植物连翘的干燥果实。

采集加工：药用全草、种子，夏秋采，晒干或鲜用。

性味功效：性寒，味微苦。清热解表，凉血止血。

【主治】

1. 肝火头痛、吐血：湖南连翘 9g，煎服。

2. 胃痛：湖南连翘种子 100g，白酒 250g，浸泡 1 周、每服 1 酒盅，1 日 2 次。

3. 月经不调：鲜湖南连翘 250g，水煎，1 日分 3 次服。

4. 痔疮：湖南连翘 200g，泡酒 500g，每次服酒 50g，1 日 2 次。

5. 疮疖肿毒：湖南连翘，熬膏外搽，或用湖南连翘 50g，煎服。

6. 毒蛇咬伤：鲜湖南连翘，捣烂外敷。

（一百四十七）卷耳

植物形态：石竹科。二年生草本。全株有灰黄色软毛。茎直立，带紫红色。茎叶对生，狭椭圆形至卵形，全缘。4～5 月开花，聚伞花序顶生，白色，茎部有叶状苞片。

生长环境：田野路边及山坡草丛中。

采集加工：药用全草，春夏采，晒干或鲜用。

性味功效：性寒，味苦、辛。清热解毒。

【主治】

1. 乳腺炎：鲜卷耳，捣烂外敷。

2. 小儿感冒高热：卷耳、木半夏叶各 9g，芫荽 15g，水煎，1 日服 2 次。

（一百四十八）虎杖

地方名：紫金龙。

药物来源：本品为蓼科植物虎杖的干燥根茎和根。

植物形态：多年生灌木状草本。根状茎粗壮，横走，木质黄色。茎直立，有分枝，中空，表面有条纹，散生红色或紫红色斑点，节明显，并有一层薄膜包裹着。叶互生，圆卵形态或卵状椭圆形，顶端渐尖，基部宽楔形、截形或近圆形，边缘全缘，疏生小突起，两面无毛，沿叶脉具小突起。6～7 月腋开白色或淡红色花。秋季结卵状椭圆形红褐色瘦果。

生长环境：山脚、溪谷岸及沟塘边。

采集加工：药用根，全年采，切后晒干。

性味功效：性微温，味酸、苦。祛风通络，活血止痛，解毒利尿。

【主治】

1. 风湿性关节炎：虎杖 250g，白酒 750g，浸泡半月，每次服 15g，1 日 2 次。月经量多的妇女，经期后服用。

2. 烫伤：虎杖，煎浓汁涂伤面，加陈茶叶同煎效果更好；或虎杖，研末，食油调涂。为防止感染，可用虎杖粉 250g，白及、地榆、十大功劳各 50g，鸡内金 2 个，冰片少许，研末调汁，清后外敷。

3. 昏迷：虎杖、射干各 15g，煎液，加猪胆 3 个，酿酒 200g，1 日 4 次分服。

4. 大叶性肺炎：虎杖 50～100g，煎服。

5. 粒细胞减少症、慢性肝炎、尿路感染、小便不利、经闭：虎杖 50g，煎服。

6. 痈肿疔毒：虎杖，研末，调蛋清、蜂蜜外敷，成脓者用醋调敷，已溃者油调外敷。

7. 毒蛇咬伤：虎杖 50g，研末，白酒 500g 浸泡备用。蛇咬伤后，速服 50～200g，渣外敷。

（一百四十九）茅莓

地方名：朴芦爬、小麦包。

植物形态：蔷薇科。落叶小灌木，被短毛和倒生皮刺。叶互生，复叶 3 片，卵形或近圆形，边缘有不整齐锯齿；反面密生白色绒毛，顶端小叶较大。5～6 月开花，粉红或紫色小花，生于枝顶及叶腋。夏季结红色球形果，由多数小圆果聚合成，味酸甜，可食。

生长环境：山坡、路旁、荒地。

采集加工：药用全草及根。秋采全草，切段，晒干，冬挖根，切片晒干。

性味功效：性寒，味苦。舒筋活血，祛风除湿，清热消肿止痛。

【主治】

1. 泌尿结石：鲜茅莓根、米酒各 200g，煎服。

2.肾炎水肿、尿路感染：茅莓根 50g，煎服。

3.腮腺炎：白茅草根、连翘 3g，板蓝根 50g，煎服。

4.跌打损伤、挫伤疼痛、风湿骨痛：鲜茅莓根皮，捣烂，水酒调服。

5.带下、蛀齿痛：鲜茅莓根 100～200g，鸡蛋 2 个，水煎，吃蛋喝汤。

6.外伤出血：茅莓叶，研末，撒伤口。

7.雀斑：茅莓花，捣汁，调粉涂面。

8.糖尿病：茅莓根 100g，猪尿泡 2 个，水煎，吃肉喝汤。

9.颈淋巴结核：茅莓根 100g，瘦猪肉 200g，水煎，吃肉喝汤。

10.感冒发烧咽喉肿痛：茅莓根 50g，金银花 4g，桔梗、麦冬各 9g，甘草 2g，煎服。

附：

走马看伤寒 扭头看麻疹

——先父治疗麻疹病例杂忆

先父张云龙，祖代习医，堂号"保和堂"，为"保和堂"八代传人。先父三岁失怙，自幼随叔父张华堂、族叔张华国习医。张华堂公、张华国公均为保和堂第七代传人。我长门二爷张华堂、二门大爷张华国均是颇有名气的医生。二爷张华堂善用经方，民国时在颍亳一带与"申大剂"齐名，被人们美誉称为"张小方"；二门大爷张华国不仅继承家学，毕生传承研究华佗医学，还毕业于民国南京医专，习得西方医学。华国公以《中藏经》三焦通领五脏六腑学说，中西医互参，以临床治疗风（中医）、痨（结核）、臌（肝病腹腔积液）、隔（食道癌）闻名，声誉很高。所以，先父自幼得两位叔父亲传，临证左右逢源，并无中西医及门派之见。

我年幼时，先父即以《伤寒论》《神农本草经》启蒙诵读；课余和节假日，随父在诊所学习，帮助从药橱中取药，有时侍诊临证，帮助抄写制方，炮制中药。

1977年冬天，亳州（原亳县）局部地区流行麻疹，患者多为儿童，病情颇为凶险。当时，学校已放假，我就在家跟随父亲临证抄方，有时，见父亲诊治麻疹所开制方与《伤寒论》所载的经方很多不同，就问父亲："为何不用伤寒经方治麻疹？"父亲告诉我说："天生戾气以作瘟疫，地生阴寒以生伤寒，温病之治法在救阴，伤寒之治法在护阳。"

麻疹为急性传染病，是感受湿热疫毒所致，为瘟疫的一种，治疗要以华佗"三焦"辨证为主，卫气营血辨证、六经辨证为辅，不能执着于经方。

我家历代经验：麻疹早期表散邪毒，中期透邪，后期清热解毒，此为治疗瘟疫之根本大法。

后来，我也传承了我们"保和堂"积累数代的临床经验，总结出治疗瘟病、瘟疫、瘟毒（包括麻疹）十三大法，依此所施，临证获救者，不计其数。

有一次，我跟随先父学习，亲历一例治疗"麻疹"肺炎案，颇为惊险，特记如下。

颜姓男孩，两岁，1977 年腊月初二日来我父诊所就诊。

临证发现：该儿已患麻疹 9 天，高热不退，面红无汗，咳喘，咳痰不出，腹满足凉，大便 1 日 4 次，小便短黄，舌红苔薄腻，脉数，有力。诊断为由麻疹出而未透，以至于麻疹之毒内闭。

先父治以表散透邪为案，用清肺饮为治。

制方：金银花 10g，栀子 5g，川贝 5g，炙桑皮 8g，知母 5g，黄芩 3g，麦冬 5g，元参 5g，木通 3g，生石膏 9g。3 剂，水煎服。

药未煎好，其母急急跑来告知，患儿突发四肢僵硬，昏迷，不能说话。父亲带我去看患儿，见患儿胸肋之间有紫黑点五六颗。父亲取出针盒，用三棱针刺破患儿胸肋间紫黑点，放出黑血，又针刺十宣，用温水灌服琥珀抱龙丸三粒，然后针刺患儿人中，捻转数转，患儿突然大哭。这时，父亲长出一口气，欣慰地说："好险！孩子已脱离危险。"

回去的路上，父亲告诉我："走马看伤寒，扭头看麻疹。伤寒虽凶险，但有转圜空间；麻疹病变快速，转眼之间，救护不及，就会人命关天，扭头之间，往往出人意料，要牢记在心啊！"

二百年中医世家保和堂家训

一息四至百脉通，
混涵元气此身中。
消除宿疾千般苦，
保和先天一点红。
露似珍珠宜夜月，
杨柳婀娜趁春风。
常思医家权衡事，
本中和缓第一功。